# La salud está en tus manos

Dra. Susanne Marx

# La salud está en tus manos

## Las mejores técnicas de acupresión para sentirte bien

Traducción de Jorge Rus Sánchez

**www.edaf.net**

MADRID - MÉXICO - BUENOS AIRES - SAN JUAN - SANTIAGO

**2014**

© 2008. Dr. Susanne Marx, *Klopfakuppressur kompakt,* por VAK Verlags Gmbh, Friburgo (Alemania).
© 2014. De esta edición, Editorial EDAF, S.L.U., por acuerdo con ST&a Agencia Literaria, Barcelona.

© Diseño de la cubierta: Marta Elzaurdía López
© De la traducción: Jorge Rus Sánchez

EDAF, S. L. U.
Jorge Juan, 68. 28009 Madrid
http://www.edaf.net
edaf@edaf.net

Algaba Ediciones, S. A. de C. V.
Calle 21, Poniente 3223, entre la 33 Sur y la 35 Sur - Colonia Belisario Domínguez
Puebla 72180, México
Teléfono: 52 22 22 11 13 87
edafmexicoclien@yahoo.com.mx

Edaf del Plata, S. A.
Chile, 2222
1227 Buenos Aires (Argentina)
edafdelplata@edaf.net

Edaf Antillas/Forsa
Local 30, A-2
Zona Portuaria Puero Nuevo
San Juan PR00920
(787) 707-1792

Edaf Chile, S. A.
Coyancura, 2270, oficina 914. Providencia
Santiago, Chile
edafchile@edaf.net

Mayo de 2014

ISBN: 978-84-414-3426-4
Depósito legal: M-13010-2014

PRINTED IN SPAIN                                        IMPRESO EN ESPAÑA

COFÁS

# Contenido

**Parte I**
**Fundamentos**

Introducción ................................................................................. 15

¿Qué es la acupresión? .............................................................. 17

Breve historia de la acupresión ................................................ 21

Preguntas frecuentes sobre la acupresión ................................. 25

Conceptos importantes ............................................................. 31

Técnicas de acupresión .............................................................. 39

TFT – *Thought Field Therapy* ........................................................ 39
   Terapia del Campo del Pensamiento, de Roger Callahan
ESM – *Emotional Self Management* ............................................. 47
   Autogestión Emocional, de Peter Lambrou y George Pratt
EFT – *Emocional Freedom Techniques* .......................................... 55
   Técnica de Libertad Emocional, de Gary Craig

NAEM – *Negative Affect Erasing Method*..................................................... 62
Método para la Resolución de Condiciones Negativas, de Fred P. Gallo
M.E.T., de los Franke ............................................................................ 67
Técnica de Energía Meridiana, de Rainer y Regina Franke
TAT – *Tapas Acupressure Technique* ............................................. 73
Técnica de Acupresión, de Elizabeth Tapas Fleming

**Parte II**
**Ejemplos de aplicación de la A a la Z**

**Adicciones**................................................................................. 85
Chocolate................................................................................... 86
Tabaco ...................................................................................... 88

**Alergias** .................................................................................. 91
Variante 1: EFT........................................................................... 91
Variante 2: TAT........................................................................... 94

**Ánimo depresivo**...................................................................... 97
Variante 1: Ayuda inmediata ........................................................ 97
Variante 2: Ayuda a largo plazo .................................................... 99

**Fobias** ................................................................................... 101
Fobia a las alturas, a volar .......................................................... 101
Fobia a las arañas ...................................................................... 103
Miedo a las alturas ..................................................................... 105

**Irritación y enfado** ................................................................. 107

**Miedos y tensiones**................................................................. 109
Miedo escénico .......................................................................... 109
Miedo a la evaluación ................................................................. 113
Miedo al dentista........................................................................ 116
Pánico, ataques ......................................................................... 118

**Molestias corporales** ................................................................... 121

Constipados, molestias del resfriado............................................. 121

Dolores de cabeza ....................................................................... 124

Dolores de espalda....................................................................... 125

**Recuerdos angustiosos** ................................................................ 127

**Sentimientos de culpa** ................................................................ 129

**Soledad** ..................................................................................... 133

**Vergüenza e incomodidad** .......................................................... 135

**Bibliografía recomendada** ............................................................ 137

**Sobre la autora** .......................................................................... 139

# Parte I

## Fundamentos

# Introducción

Lo que tiene usted en sus manos es una recopilación de las técnicas de autoayuda más efectivas y beneficiosas que he conocido a lo largo de mis 15 años de experiencia laboral. Aun cuando el término *acupresión* pueda no sonarle especialmente espectacular, las técnicas que aquí se exponen son todo lo contrario, pues son sorprendentemente efectivas y extraordinariamente variadas.

Ofrecen ayuda para innumerables problemas, sobre todo para emociones negativas, pero también para molestias fisiológicas, convicciones, comportamientos arraigados, además de ser sumamente efectivas, fáciles de aprender y de utilizar. Por ello, todas las técnicas que aquí se presentan son perfectamente adecuadas para la aplicación personal (auto aplicación) y suponen una valiosa e instantánea ayuda de la que usted podrá disponer siempre y en cualquier lugar.

Este libro está estructurado de modo usted pueda informarse, en una primera parte, de en qué consiste la acupresión y de las diferentes técnicas que existen.

La segunda parte está estructurada a modo de glosario y, en ella, se le ofrecen breves directrices para tratar molestias comunes; fáciles, aplicables y previamente probadas. A este respecto he escogido para cada una de estas molestias una técnica especialmente efectiva con la que tratarlas, aunque, naturalmente, puede usted realizar cualquier otra de las técnicas que aquí se describen, por así decirlo: su «técnica favorita».

Así pues, le deseo éxito y alegría, y espero que quede usted tan impresionado como yo por las técnicas de acupresión.

# ¿Qué es la acupresión?

EL término *acupresión* engloba una serie de técnicas en las que, de acuerdo con la Medicina Tradicional China (TCM, según sus siglas en alemán), determinados puntos de acupuntura conocidos son golpeados ligeramente o presionados con suavidad con los dedos. Por ello, estas técnicas son también conocidas como «Técnicas de Presión del Meridiano» o como la forma emocional de la acupuntura.

La gran diferencia con la acupuntura consiste en que uno puede, mediante el golpeteo o la manipulación de los puntos en cuestión, centrarse interiormente en un tema determinado, en el cual se está pensando o se enuncia en voz alta y, gracias a ello, trabajar con precisión.

El objetivo de estas técnicas es el alivio o la eliminación de molestias emocionales, psíquicas o corporales.

## Psicología de orientación energética

Las técnicas de la acupresión pertenecen a la Psicología Energética (EP o *Energy Psychology*), una rama relativamente joven de la psicología. La psicología de orientación energética enlaza los puntos de vista oriental y occidental, donde el sistema meridiano, ya de sobra conocido por la medicina tradicional china, conecta a su vez con elementos de la terapia cognitiva, la kinesiología y la moderna investigación del cerebro. Dentro de la psicología, las técnicas de la acupresión corresponden a las cada vez más empleadas terapias a corto plazo.

La psicología energética demuestra de manera razonable que existe una conexión directa entre el sistema energético del cuerpo y de la psique, las emociones y la conducta. A este respecto, el sistema meridiano resulta no ser solo uno más de los muchos que tenemos en nuestro organismo, sino que, claramente, posee un papel clave en el origen y la resolución de los problemas. Nuestro sistema energético parece ser el punto de corte o el de conexión del cuerpo, espíritu y alma y, evidentemente, juega un papel central en el procesamiento y la transmisión de emociones y sensaciones corporales negativas como el dolor.

Roger Callahan, el pionero de la psicología energética, resumió esta correlación en la siguiente frase:

«La causa de todas las emociones negativas yace en la perturbación del sistema energético del cuerpo».

Este principio fundamental se podría extender de la siguiente manera:

«La causa de cada enfermedad o de cada situación de sufrimiento yace en una perturbación del sistema energético del cuerpo, lo que quiere decir que es también en él donde se puede subsanar o solucionar».

## Un cortocircuito en el sistema

Esta perturbación puede presentarse fácilmente como una especie de cortocircuito en uno o varios meridianos. Cada vez que una sensación o una emoción, una sensación corporal como el dolor o un acontecimiento del exterior se vuelva demasiado fuerte, el meridiano puede dejar de procesar dicho impulso y bloquearse. Dado que con cada problema otros meridianos quedan afectados, se originan «cableados» totalmente específicos, o firmas energéticas, a partir de meridianos sistemáticos y bloqueados, que luego serán almacenados junto a las emociones, sensaciones corporales y pensamientos resultantes de este cortocircuito. Así, siempre que nuestro problema vuelva a ser provocado por una sensación, volverá a activarse este cableado específico. Estas perturbaciones en el sistema energético son experimentadas por nosotros como emociones negativas o sensaciones corporales.

Desde el punto de vista científico, todavía no está del todo claro cómo funciona exactamente esta conexión entre el sistema meridiano, el cuerpo, la psique y las emociones. Su existencia queda demostrada para algunos por el hecho de que la acupuntura ha sido empleada durante más de 3.000 años en China para tratar innumerables molestias y, mientras que la OMS sigue sin reconocerla como una medida razonable y efectiva, para otros existen ya estudios científicos experimentales que confirman la efectividad de las técnicas de la psicología de orientación energética, además de la experiencia de un gran número de usuarios de la acupresión.

# Breve historia
# de la acupresión

LA historia de la acupresión se remonta a los años sesenta del siglo XX. Los años sesenta no fueron solo los años de la generación *Beatle,* el *Flower Power* y los disturbios estudiantiles, sino también el tiempo en el que la grande y, hasta entonces, muy cerrada China comenzaba paulatinamente su apertura hacia Occidente. Un aspecto de la cultura china que fascinaba especialmente a las personas era su medicina tradicional y, en concreto, la acupuntura. La presentación de un sistema de flujos de energía, similar al sistema circulatorio, nervioso o linfático que envolvía al cuerpo y que era especialmente reactivo en ciertos puntos, los puntos de acupuntura, resultaba extraño para el modo de pensar occidental, pero, a la vez, muy interesante.

## El pionero de la acupresión

Un terapeuta que se interesó muy pronto por este tema fue el quiropráctico estadounidense y pionero de la acupresión, George Goodheart.

A mediados de los años sesenta descubrió la relación entre determinados músculos y meridianos análogos, y sostuvo que, mediante una suave presión o golpeteo en los puntos de acupuntura, podían fortalecerse los músculos y paliarse los dolores. A partir de ahí, desarrolló la llamada *Applied Kinesiology,* la «kinesiología aplicada», que se ha difundido muy ampliamente y ha sido empleada con gran éxito desde entonces.

## Acupresión para problemas emocionales

De acuerdo a estos descubrimientos de Goodheart e, independientemente el uno del otro, en los años ochenta del siglo pasado el psiquiatra John Diamond y el psicólogo Roger Callahan buscaron caminos para aplicar al campo de los problemas emocionales y psíquicos estas técnicas que, hasta entonces, solo habían sido empleadas para tratar molestias musculares y corporales. Ambos sostuvieron que, de hecho, una ligera presión sobre determinados puntos de acupuntura acababa con miedos, fobias, patrones de comportamientos compulsivos y olvidos crónicos.

Jonh Diamond desarrolló a partir de ahí la *Behavioral Kinesiología,* traducido como la Kinesiología Conductista, que combinaba la kinesiología de Goodman con la medicina psiquiátrica y psicosomática. Un pensamiento recurrente a este respecto es, por ejemplo, que todos los problemas comienzan en el ámbito energético, y que su corrección solo es posible desde este mismo ámbito. En la kinesiología conductista juega un papel especial la estimulación del timo que, tal como lo entiende este método, desempeña un papel clave en la regulación de la energía psíquica de un individuo (técnicas de acupresión que incluyen esta parte son la NAEM de Fred Gallo y el M.E.T. de Franke).

El psicólogo Roger Callahan también investiga las bases de la kinesiología conductista en busca de posibles soluciones para problemas emocionales y psíquicos. Desarrolló un método, el TFT; es decir, *Thought Field Therapy,* traducido como Terapia del Campo del Pensamiento, y que ha servido de base para el resto de técnicas de acupresión. Sus investigaciones daban argumentos a la psicología de orientación energética (el término en sí no procede de Roger Callahan, sino que fue acuñado por Fred Gallo) y a ellas se remiten algunos de los principales descubrimientos, como, por ejemplo, el «principio del trastorno psíquico», que se expondrán en los próximos apartados. Además, desarrolló fórmulas específicas o algoritmos para distintos problemas; lo que quiere decir que para cada problema han de ser presionados determinados puntos de acupuntura en un orden concreto.

## La acupresión continúa desarrollándose

En los años 90 del pasado siglo Gary Craig y Fred P. Gallo, dos alumnos de Callahan, desarrollaron sus propias técnicas. Gary Craig denominó a su técnica EFT, *Emocional Freedom Techniques,* lo que traducido significa Técnicas de Libertad Emocional, y resume sus conclusiones hasta el punto de recomendar la presión de los doce meridianos principales ante cada problema. Por ello, la EFT es especialmente recomendable para la autoaplicación.

Los EDxTM *(Energy Diagnostic & Treatment Methods),* desarrollados por el psicólogo Fred P. Gallo, van dirigidos, por el contrario, a terapeutas. Sin embargo, Gallo ha desarrollado en los últimos años un método especial más cercano a las técnicas de autoayuda: el NAEM *(Negative Affect Erasing Method)* que, de un modo similar a la EFT, también tiene una secuencia estándar de puntos a presionar.

Otra técnica basada en la TFT es la desarrollada por los psicólogos Peter Lambrou y George Pratt, la ESM (Autocontrol Emocional). Esta técnica trabaja asimismo con fórmulas, pero al contrario que la TFT requiere de una larga preparación de los puntos en cuestión. Requiere, por tanto, algo más de tiempo, pero es muy minuciosa.

Dos técnicas de acupresión que han ido evolucionando a partir de la TFT y la EFT son la EMT (Técnica de Energía Meridiana) de Rainer y Regina Franke, y la MFT (Terapia del Campo Mental). Dado que la MFT requiere de una base terapéutica relativamente compleja, tampoco será presentada aquí como una técnica de autoaplicación. No obstante, en la bibliografía encontrará consejo y material más extenso acerca de la MFT en caso de que le interese.

## Nuevos caminos

La acupunturita estadounidense Elizabeth Tapas Fleming y el psicólogo Larry P. Nims, también estadounidense, han seguido sus propios caminos.

En la TAT o Técnica de Acupresión de Tapas, determinados puntos de acupuntura no se pulsan como decíamos antes, sino que son sometidos a una suave presión, y el punto clave del tratamiento yace más en la activación de los aspectos emocionales y cognitivos del problema y menos en la estimulación de los puntos de acupresión. La técnica BSFF *(Be Set Free Fast),* de Larry Nims, ha trabajado esporádicamente también con la pulsación de los determinados puntos de acupuntura, pero mientras tanto ha evolucionado hacia un método de «libre pulsación». Por eso, no pertenece en sentido estricto al ámbito de la acupresión y será presentada en un libro propio de esta misma serie.

La acupresión continúa desarrollándose hoy en día y, en unos pocos años, seguro que habrá una serie de técnicas aún más efectivas a nuestro alcance; si bien ninguna de estas hubiera sido posible sin el trabajo de pioneros como Goodheart y Callahan.

# Preguntas frecuentes sobre la acupresión

## ¿Cuáles son las semejanzas y las diferencias entre los distintos métodos?

Todas las técnicas de acupresión que se presentan aquí coinciden en:

- La aceptación básica de que el sistema meridiano o bioeléctrico juega un papel importante en la aparición y la resolución de problemas fisiológicos, emocionales y psíquicos.
- Que para el tratamiento de estos problemas la pulsación o la presión sobre los puntos de acupuntura resulta efectiva
- Que el problema tratado debe ser previamente extrapolado y focalizado, lo que constituye el auténtico arte del tratamiento de problemas más complejos.

Lo que diferencia unas técnicas de otras es el mecanismo del tratamiento, los puntos de acupuntura escogidos, la pulsación o la presión sobre los puntos y el balance o examen entre las determinadas partes del tratamiento.

## ¿Para qué molestias puedo emplear las técnicas?

Las técnicas de la acupresión pueden emplearse para innumerables molestias. Responden especialmente bien para poner fin a miedos y fobias, para el tratamiento de pérdidas de memoria crónicas y para emociones negativas fuertes tales como tristeza, ira o culpa, aunque también sirven para dolores físicos y la mejora del rendimiento.

Son, como ya se ha dicho, muy apropiada para el empleo personal, aunque también pueden combinarse perfectamente con otros métodos o corrientes terapéuticas.

En conjunto, se considera que, cuanto más claramente sea capaz de describir su problema, mejor y más rápida será la eficacia de estas técnicas. En el caso de asuntos imprecisos, complejos o dolorosos, puede ser mejor buscar un especialista en acupresión, desde fuera, así como con una experiencia similar, a menudo resulta más sencillo hallar el quid de la cuestión.

## ¿Hay efectos secundarios?

Una de las grandes ventajas de la acupresión es que, al contrario que la mayoría de medicamentos alopáticos, no tienen ningún tipo de efecto secundario. Los únicos fenómenos que pueden aparecer a veces durante o después de un tratamiento son bostezos, suspiros o sensación de cansancio tras una profunda relajación.

Durante el tratamiento se puede llegar a una breve intensificación de los síntomas, ello se debe a que, mediante esta estimulación y estas pulsaciones, nos concentramos en un síntoma y, al mismo tiempo, también tomamos mayor consciencia del mismo. Normalmente, esta breve intensificación desaparece rápido y el síntoma mejora durante o poco después del tratamiento.

Cuando un problema primero mejore y luego vuelva a empeorar, entonces es probablemente que haya cambiado usted de faceta inconscientemente (véase el capítulo «Conceptos importantes»). Al igual que una cebolla, la mayoría de los problemas se componen de capas y cuando se acaba con la primera capa, la siguiente sale a la luz. Esto podría compararse con el dolor de cabeza que usted experimenta cuando su dolor de muelas, que era más fuerte, ya ha desaparecido. En estos casos no se preocupe y trate usted igualmente este nuevo aspecto o capa tanto tiempo como sea necesario para que mejore o desaparezca.

## Contraindicaciones. ¿Cuándo no debo usar estos métodos por mi cuenta?

La acupresión no debe emplearse (al menos, no como técnica de autoayuda) cuando existan perturbaciones psíquicas o emocionales severas.

También está contraindicado su uso cuando haya experiencias traumáticas conocidas o latentes. Las técnicas de la acupresión pueden ser muy útiles para el tratamiento de traumas, pero en cualquier caso debería usted contactar con un especialista con experiencia en acupresión y traumas.

El mismo consejo es igualmente válido en el caso de que note que algo de mayor calibre se esconde tras un asunto en apariencia trivial e inofensivo (lo que se conoce como «avispero») y se siente usted sobrepasado por el peso o la intensidad de los sentimientos y los recuerdos. Aquí también tiene sentido dejar la aplicación personal de estos métodos y acudir a un profesional con experiencia.

## ¿Con qué frecuencia y cuánto tiempo debo golpetear los puntos?

En principio, es posible pulsar siempre que experimente un dolor agudo. Pulse usted tanto tiempo como sea necesario para que experimente una notable disminución del dolor. En caso de que tras diez o doce pulsaciones no sienta mejoría alguna, puede que sea recomendable que emplee los métodos descritos en la EFT, o que lo intente con otras técnicas. Si aun así el dolor no mejora, el asunto es probablemente más complejo o más grande, y el síntoma en cuestión es, por así decirlo, tan solo la relativamente pequeña punta del iceberg. Si padece usted molestias como dolor de cabeza o aracnofobia cada vez con mayor frecuencia, quizá sea mejor que visite a un especialista.

## ¿Cómo debo golpetear?

En principio, con dos dedos de una mano, generalmente el índice y el dedo corazón, de modo que pueda usted escoger libremente la mano con la que pulsa y la parte del cuerpo en la que pulsa. Debe usted asimismo sentir bien el punto en cuestión, pero en ningún caso de modo que resulte doloroso o incomodo. Si no se da ninguna circunstancia especial, cada punta se pulsa entorno a unas cinco a ocho veces. Aun así, puede usted detenerse más tiempo en un punto si lo considera correcto.

En todas las técnicas de pulsación se pulsa más o menos a la velocidad a la que usted cantaría «Cumpleaños feliz». La mayor parte de los puntos se pulsan con dos dedos (normalmente índice y corazón), aunque, a veces, para algunos puntos se utilizan más (por ejemplo, bajo el brazo y en una serie de puntos del dorso de la mano en los que hay que emplear los cuatro dedos de una mano), o menos (el punto situado bajo la nariz se pulsa únicamente con un dedo).

## ¿Cómo de rápido funciona el tratamiento?

Un tratamiento funciona en general muy rápido, sobre todo cuando se encarga de un dolor concretamente descrito y delimitado. La eficacia del tratamiento se manifiesta directamente después del mismo o poco después, lo que para mí supone una de las grandes ventajas de la acupresión: que su eficacia es inmediatamente demostrable. En casos similares el efecto puede demorarse entre una hora y un día. Cuanto más complejo o impreciso sea el problema, más tardará en sentir algún efecto. Gary Craig compara esto con una mesa (su tema) que puede tener una pata (problema concreto claramente delimitado) o veinte (tema complejo con muchas facetas o piezas). En una mesa de veinte patas deberá usted trabajar, en este caso pulsar, considerablemente más tiempo hasta que note que la mesa comienza a tambalearse. En el próximo capítulo encontrará usted más información acerca del término *facetas,* capítulo en el cual otros conceptos importantes de la acupresión serán igualmente explicados en mayor profundidad.

No obstante, como ya se ha dicho, existen también dolores o padecimientos para los cuales esta pulsación no puede ayudar. La técnica, aun así, es muy efectiva, pero no cabe esperar de ella ningún milagro ni esperanza realista para estos casos.

# Conceptos importantes

Antes de que profundicemos en las distintas técnicas de acupresión, me gustaría explicarle algunos conceptos importantes de la psicología de orientación energética.

## Estimulación

Cada tratamiento con una de las técnicas de acupresión comienza con una estimulación del problema que quiera usted trabajar. Este paso es especialmente importante cuando se trate de dolores que en ese momento no sean agudos, que, por así decirlo, quiera usted tratar profilácticamente (de forma preventiva). Con temas como fobias o miedo escénico se recomienda de antemano liberar tanto estrés como sea posible, de este modo se encontrará sustancialmente más relajado en la situación de que se trate y podrá acabar más fácilmente con los restos que hayan podido quedar del problema. Con problemas que sí sean agudos en ese momento, como, por ejemplo, dolor de cabeza o disputas conyugales, la estimulación no será totalmente necesaria, ya que estará usted sobradamente estimulado pero, en la práctica, se recomienda de igual forma enunciar una vez el problema en voz alta.

La finalidad de este paso es, en el fondo, que podamos identificar el cableado meridiano en cuestión junto con su cortocircuito correspondiente (del que somos conscientes en forma de dolor, insensibilidad o emociones), para que podamos trabajar con él. Si se tratara de un ordenador y usted quisiera modificar o borrar un archivo, primero debería cargarlo desde el disco duro a la memoria RAM. Y cuanto mejor sepa el nombre del archivo que está buscando, es decir, cuanto más claramente esté delimitado el problema, más rápido podrá encontrar y modificar el archivo.

En concreto, la estimulación consiste en que usted diga brevemente de qué va a ir el tratamiento. Sea, por tanto, tan claro, directo y honesto como le sea posible, por ejemplo: «Tengo un dolor de cabeza terrible» o «me apetece tanto ese chocolate». El objetivo de este paso es tomar conciencia del estado de las cosas, y puede ser usted tan desagradable, mezquino y poco espiritual como desee. De lo que no se trata es de afirmaciones, declaraciones o pensamientos positivos. Un colega dijo una vez que solo nos podemos deshacer de aquello a lo que antes nos hemos aferrado. Describa sencillamente lo que hay, sin pretensiones.

Lo bonito de las técnicas de acupresión es que también puede trabajar, aun teniendo dudas sobre su eficacia o reservas contra este tipo de pulsación. Sencillamente, pulse usted durante el tratamiento con su opinión sobre el pulsar, por ejemplo: «Soy incapaz de imaginarme que esto pueda funcionar» o «Las ganas que tengo de darme golpecitos son las justas». Mientras pulse, todo es gratamente bienvenido.

## Facetas

Para la comprensión de la acupresión y la psicología energética resulta totalmente crucial el término *facetas. Facetas* son todas las partes de las que se compone un problema, o *campo del pensamiento,* como lo llamaba Roger Callahan. Algunos asuntos tienen solo unas pocas facetas (y, a menudo, se solucionan rápidamente), otros, sin embargo, tienen muchas que, en parte, están relacionadas con otros problemas. En estos casos se requiere de paciencia, constancia y, a veces, de cierta habilidad detectivesca. Desgraciadamente, al contrario que con un ordenador, no se puede determinar a primera vista cuántas facetas puede tener un asunto ni cuáles son concretamente. Problemas en apariencia sencillos, como una alergia, pueden tener facetas sorprendentemente arraigadas en un pasado lejano, del mismo modo que, por otra parte, grandes asuntos pueden tener muy pocas facetas y responder rápidamente al tratamiento.

Tampoco es decisivo para el éxito de un tratamiento lo complicado o duradero que sea un problema, sino cuántas facetas tenga, cómo de consciente o inconsciente se es de él, así como lo accesibles que me son y si se requiere de un orden concreto para trabajarlas.

A menudo estas facetas se desarrollan durante la propia pulsación, esto quiere decir que acaba de venirle a la cabeza una determinada situación relacionada con algún tema o que se ha dado cuenta de que la palabra «ira» con la que había empezado a pulsar ya no es la más apropiada porque ha empezado a surgir tristeza y debe usted asumirlo como venga. En la mayoría de los casos no es necesario ser consciente de todas las facetas; durante las pulsaciones nuestro propio organismo se encarga de clasificar y trabajar por su cuenta aquellas para las que no creemos tener alcance. En mi experiencia, solo soy consciente de una faceta cuando es importante para mí. Solo en los casos en los que nada cambie en un asunto o problema tras una pulsación sistemática puede tener sentido investigar en busca de facetas desconocidas del mismo.

Buenas preguntas para hallar facetas ocultas tras el dolor aparente son, por ejemplo:

- *¿Por qué?* Por ejemplo: *¿Por qué le tengo tanto miedo a hablar en público?*
- *¿Qué hay exactamente detrás de ello?*
- *¿Qué es o sería lo peor de ello?*
- *¿De dónde viene exactamente mi problema?*

Estas preguntas sacan a la luz sorprendentes conocimientos con cuya ayuda podemos paliar o solucionar el problema.

A veces puede ser que el tema esencial (por así decirlo, la faceta llave para la fortaleza o el motor que hay detrás de un problema) aún no haya sido descubierto. Este es, a menudo, el caso de dolores fisiológicos crónicos. Aquí suele haber un tema esencial o una emoción clave escondida sin que el dolor pueda ser solucionado, o solo pueda ser resuelto de manera provisional. En estos casos pruebe con el método en tres niveles de la EFT.

En raros casos es necesario pulsar en un orden determinado, por así decirlo, la marcha atrás de la dinámica interna con que se ha desarrollado el problema. Sin embargo, es raro y, si se da, es un caso para especialistas en TFT o EDxTM, ya que trabajan con diagnósticos muy diferentes.

En general, en la acupresión es bueno ser tan específico como sea posible, por ejemplo, desglosar su dolor de cabeza en sus distintas partes y pulsar una sola. Esto rige también para temas muy amplios y generales como relaciones difíciles con los padres o sentimientos como «No doy abasto». También los grandes temas se componen de situaciones individuales y concretas a partir de las cuales se han formado espontáneamente estas convicciones o sentimientos fundamentales y su organismos, y puedo comenzar a trabajar mucho mejor con estos datos concretos que con conceptos abstractos. En este sentido, usted no debe trabajar con todos estos conocimientos y recuerdos, a veces basta con pulsar algunos suplementarios para todos los demás, ya que todos tienen el mismo cableado meridiano (esto es lo que se llama «efecto de generalización»).

## Magnitud-SUD/Escala SUD/Magnitud de estrés

En la mayor parte de las técnicas de acupresión se determina, entre la estimulación y el autentico tratamiento, el grado de estrés (o en caso de molestias físicas el grado de dolor) con la ayuda de una escala determinada. Esta escala se remonta al Dr. Joseph Wolpe, que la desarrolló en los años cincuenta del siglo xx. Abarca desde el 0 al 10, donde 0 supone una relajación total y 10 la reacción de estrés que usted considere más fuerte para el asunto en cuestión. La meta de un tratamiento es bajar este nivel de sufrimiento si es posible a un 1 o un 0.

A menudo encontrará esta escala también bajo el nombre de *magnitud-SUD,* donde SUD es la abreviatura de *Subjective Unit of Distress* (Unidad Subjetiva de Estrés).

Lógicamente, para el autotratamiento; que usted ya conoce, es mejor establecer esta magnitud-SUD. Así podrá usted seguir mejor el éxito o el progreso del tratamiento y seguir concentrado en el tema en cuestión. Si le resulta complicada la clasificación en función de una escala numérica también puede medir el grado de sufrimiento con las manos (como si le enseñase a alguien lo grande que es el pez que ha pescado). Cuanto más pegadas estén las manos, menor será el grado de estrés, y cuando más alejadas, mayor. Este método ha sido muy empleado para el tratamiento de niños.

## IP – Inversión Psíquica

En el transcurso de su trabajo Roger Callahan descubrió un importante mecanismo al que llamó IP o «inversión psíquica» (en inglés, *psychological reversal* o PR). Este mecanismo se hace patente cuando somos conscientes de qué queremos y, sin embargo, hacemos exactamente lo contrario. Para Callahan, esto se debe a una inversión de la polaridad de los meridianos (algo así como meter las pilas del revés en un aparato), que puede manifestarse en forma de conducta negativa o autocrítica, o como autosabotaje.

Otros autores parten de un mecanismo psicológico por el cual la eficacia de un tratamiento queda lastrada por un programa negativo. Según mi experiencia, las IP son alegaciones en contra de una mejora o de un cambio en estado momentáneo de las cosas. Este mecanismo puede compararse con la conducción de un coche: imagínese que aprieta conscientemente el acelerador porque quiere mover el coche (dejar de fumar, moverse más, ser menos introvertido) mientras una parte inconsciente de usted tira del freno de mano. Y aunque este mecanismo nos limite o nos lastre, la intención que hay detrás de esta parte; la que tira del freno de mano; es siempre positiva. Intenta protegernos o posibilitarnos algo con su entendimiento mayormente infantil y limitado.

Mientras haya una IP activa, la perspectiva de éxito de nuestras pulsaciones va a ser escasa. Por ello, la mayoría de las técnicas de acupresión corrigen una posible IP existente o bien de forma preventiva antes del tratamiento o en su defecto, durante el mismo.

## Corrección de las IP o *Set-Up*

Una IP solo está activa estadísticamente en un 40% de todos los casos o dolores. Dado que las pruebas para demostrar si es el caso o no de un IP duran a menudo más que el propio tratamiento de pulsaciones, algunas técnicas, como por ejemplo la EFT y la ESM, corrigen de forma preventiva una posible IP. Otras técnicas como la TFT, por el contrario, hacen esto durante el propio tratamiento, cuando el nivel de estrés no desciende o apenas si baja mediante la pulsación, y la probabilidad de que una IP esté lastrando el éxito del tratamiento es muy elevada dado que nuestro organismo, por así decirlo, conmuta libremente la corrección de las IP, Gary Craig también denomina a esta parte Set-Up.

Todas las técnicas, hasta la TAT, tienen en común que la corrección de las IP se lleva a cabo pulsando los puntos del meridiano del intestino delgado con la parte externa del canto de la mano o alternativamente frotando el así llamado «Punto NRL» (punto de reflejo neurolinfático), que también se conoce por el nombre de «punto milagroso» o «punto sanador» (véase la imagen de la página 79). A este respecto, en la mayoría de las técnicas se piensa o se dice una frase determinada, que se describe mejor en los apartados dedicados a cada una de estas técnicas.

## Equilibrio cerebral con la serie de tratamientos 9G
*(Nine Gamut Treatments)*

En muchas técnicas, generalmente en medio de un tratamiento o entre dos pasadas de pulsaciones, se emplea una combinación de pulsaciones en un área del dorso de la mano (el llamado «meridiano de triple calentamiento») y determinados movimientos que los ojos realizan junto a sumas y cuentas aditivas. Esta combinación fue desarrollada por Roger Callahan, en cierta medida, a partir de la base de los descubrimientos de Goodheart relacionados con la posición de los globos oculares. La denomino *9G-Nine Gamut Treatments* o *Gamut Series,* lo que en español significa «series de tratamientos de nueve escalones». En otras técnicas también se la conoce como «serie del puente del dorso de la mano» o «equilibrio cerebral». Consiste en la activación de distintas áreas neuronales, y lleva todo lo que supone el conjunto del tema enunciado al procesador RAM, mientras que las distintas sumas y cuentas corresponden al hemisferio derecho e izquierdo del cerebro.

## Pruebas

Para demostrar el éxito del tratamiento de acupresión, Gary Craig recomendó poner a prueba el resultado. Para dolores agudos como el dolor de espalda, naturalmente, no es necesaria una prueba especial, dado que se puede notar una mejoría directamente. Para el tratamiento de pérdidas crónicas de memoria, alergias no especialmente agudas, o fobias que tenga usted, por así decirlo, muy localizadas, una prueba especial es, por el contrario, muy razonable. En el glosario encontrará usted, bajo los ejemplos de empleo también ejemplos acerca de este punto.

# Técnicas de acupresión

M E gustaría presentarles ahora las técnicas de acupresión más famosas y consagradas.

Tras un breve vistazo sobre el desarrollo y las particularidades de cada una de las técnicas explicaremos cada uno de los pasos del tratamiento. Con vistas a que pueda trabajar directamente con el libro, adjuntamos junto a cada técnica una breve introducción como diagrama.

## TFT – *Thought Field Therapy*
Terapia del Campo del Pensamiento, de Roger Callahan

Con su técnica *TFT-Thought Field Therapy* (Terapia del campo del pensamiento), y a veces solamente técnica Callahan, Roger Callahan es el pionero de la psicología de orientación energética. La TFT se basa en los conocimientos de la medicina tradicional china y en su acupuntura, como es el caso de la *Applied Kinesiology* (Kinesiología Aplicada) desarrollada por George Goodheart.

Roger Callahan se doctoró en psicología clínica y, durante muchos años, trabajó como terapeuta de pareja y de familia con una psicoterapia convencional. Descontento con su experiencia tras éxitos muy insuficientes, comenzó a experimentar con la hipnoterapia y la kinesiología aplicada. A partir de ahí, con el tiempo desarrolló la efectiva TFT, a partir de la cual se han desarrollado casi todas las demás técnicas de acupresión.

## Lo especial de la TFT

Muchos de los conceptos y principios básicos de la psicología de orientación energética son obra de Roger Callahan. La mayor parte de los términos, como, por ejemplo, los «puentes» (en la serie de tratamiento 9G de Callahan), el «concepto» y el tratamiento de la «inversión psíquica», la «respiración de clavículas» (que aquí no se describe), y muchos de los puntos a presionar han sido tomados de todas o de la mayoría de las otras técnicas, aunque hayan seguido siendo desarrolladas, en parte, de manera independiente. Otros conceptos básicos como el del *campo del pensamiento* son específicos de la TFT.

¿Qué es el campo del pensamiento? Para Roger Callahan, las emociones o los pensamientos negativos son información comprimida en forma de energía y que, a su vez, están entrelazados en un campo mayor al que llamó *campo del pensamiento.*

Lo que provoca problemas como el miedo, las fobias y los impulsos adictivos son las llamadas perturbaciones del campo del pensamiento (en inglés, *Perturbation*), que interrumpen el flujo de energía propio de nuestro cuerpo. Para Roger Callahan, la causa primera de todos los problemas emocionales es la perturbación, debido a la información activa que contiene, y cada perturbación tiene su repercusión en un punto meridiano del cuerpo.

Debido a ello cada problema tiene, según Callahan, una firma energética característica, que ha de ser descubierta y tratada durante un tratamiento. No solo es importante qué punto debe tocarse en el caso de una fobia, sino también en qué orden debe ser pulsado. Él lo compara con abrir una caja fuerte o una cerradura de combinación en la que solamente la secuencia correcta de números abre la puerta o la cerradura. Así pues, durante sus muchos años de pruebas fisioterapéuticas se han concretado determinadas secuencias o fórmulas de acupresión para problemas frecuentes que han resultado ser muy efectivas para la mayor parte de la gente. En el caso particular de que este no sea el caso, es necesario un diagnóstico individual y un tratamiento.

Un descubrimiento clave de Callahan es la inversión psíquica. Para él consiste en la inversión de la polaridad de los meridianos –las «pilas» que, como se describe arriba han sido dadas la vuelta– y diferencia entre tres distintos tipos de IPs. Una «IP masiva» que repercute en casi todos los aspectos de la vida y puede manifestarse como una imagen negativa de uno mismo, autolesiones crónicas y contratiempos muy frecuentes. Una «IP recurrente» en la que el problema, que ya había sido corregido, vuelve a aparece inmediatamente después del tratamiento y, por último una «mini-IP» en la que, por el contrario, se observa que durante el transcurso del tratamiento la magnitud-SUD se encuentra en un 3 o en un 4 y no cambia más. Lo especial de la corrección de Callahan de una IP es que, al contrario de todas las demás técnicas de acupresión, que trabajan con la expresión oral, esta solo se consigue con el golpeteo de los puntos del canto de la mano.

Resulta característico de la TFT que solo ha de ser golpeteado un número relativamente pequeño de puntos en un orden especifico para solucionar el problema en cuestión.

Todo ello hace que el empleo de la TFT sea rápido –si es que se ha encontrado la «fórmula» correcta– y muy efectivo. Otra particularidad más de la TFT reside en que su tratamiento puede llevarse a cabo por completo sin necesidad de trabajar con el habla –lo que puede resultar más fácil en determinadas situaciones, si uno está muy ocupado–. Esto no significa que el habla no sea importante para Roger Callahan. Todo lo contrario: es una parte central de su diagnóstico, puesto que en su experiencia la forma codificada de los problemas emocionales reside en el habla. Mediante el habla se puede comprender la composición de la historia en cuestión o, por así decirlo, leerla.

Las desventajas de la TFT residen en que es necesaria, o bien una prueba fisioterapéutica, o una autoevaluación muy exhaustiva (lo cual en temas complejos puede resultar difícil) para descubrir la fórmula correcta.

Además, ha de tenerse el libro a mano o, en su lugar, haberse aprendido de memoria todas las fórmulas, lo que hace difícil una autoaplicación de la TFT en situaciones de extrema urgencia.

En conjunto y, según mi experiencia, la TFT es un método muy rápido y efectivo para tratar problemas claramente definidos. Con temas más complejos, con muchos aspectos o aspectos difusos, es necesario buscar un especialista –por lo que, a menudo, resultan más adecuadas técnicas como la EFT o la TAT–.

## Los pasos individuales en el tratamiento con TFT

### Estimulación

El paso más importante en la TFT según el criterio de Roger Callahan, es la estimulación del ya mencionado campo del pensamiento. Esto se produce al pensar en el problema; por ejemplo, una fobia, o expresándolo con palabras.

### Magnitud-SUD

La TFT a veces emplea una escala que va del 1 al 10, y otras veces una del 0 al 10. Dado que, desde mi punto de vista, el valor 0 resulta mucho más adecuado que el 1 para alcanzar una solución completa para el problema, he elegido este valor final para la introducción.

La magnitud-SUD trata el estrés o el grado de malestar que usted sienta en el momento del tratamiento cuando piense en el problema. Si le resulta complicado, también puede trabajar con el valor que tenía durante la última aparición del problema –por ejemplo, cuando ve una araña en las escaleras del sótano o durante su último dolor de cabeza fuerte–.

### Golpeteo

En la TFT, como ya se ha dicho, se golpetean relativamente pocos puntos de los que normalmente intervienen en la acupresión. Dado que cada autor, en este caso cada autora, señala puntos diferentes, para una mejor síntesis y comparación le serán presentados una indicación original y una indicación estándar.

En la TFT se emplean (véase dibujo de la página 46):

- CE = el punto de la ceja: extremo interior de la ceja.
- RO = el rabillo del ojo: extremo exterior de la ceja.
- PO = el pómulo: debajo del ojo en el medio de la mejilla.
- BN = bajo la nariz: en el medio, entre la nariz y el labio superior.
- BL = bajo el labio: en la línea media entre el labio inferior y la barbilla.
- BB = bajo el brazo: en el costado, ligeramente bajo la axila.
- CL = el punto de la clavícula: en el punto de unión entre la clavícula y el esternón.
- DI = el punto del dedo índice: en la cara interna de la última falange del dedo.
- DM = el punto del dedo meñique: en la cara interna de la última falange del dedo meñique.
- PS = el punto de serie (también punto escalón): en la concavidad entre el dedo anular y el meñique.
- CM = el punto del canto de la mano (también: punto de IP): en el canto exterior de la mano.

## Corrección IP

Para la corrección de una IP golpetee 5 veces el punto de IP en el canto interior de la mano. Una mini-IP puede ser corregida golpeteando 15 veces el punto del canto de la mano.

## Serie de tratamientos 9G

También esta parte del tratamiento, empleada por casi todas las demás técnicas de acupresión, se remonta a Roger Callahan. Aquí se golpetea un punto del dorso de la mano, denominado por Callahan como «punto de serie» y otras veces «punto escalón», mientras que, al mismo tiempo, se llevan a cabo determinados movimientos de los globos oculares, seguidos de sumas y cuentas.

En concreto el puente se compone de los siguientes pasos:

- Golpetea los puntos de series del reverso de la mano.

Al mismo tiempo y uno detrás de otro:

- Cerrar los ojos.
- Abrir los ojos.
- Mirar hacia abajo a la izquierda.
- Mirar hacia abajo a la derecha.
- Describir un círculo con los ojos en una dirección.
- Describir un círculo con los ojos en la otra dirección.
- Tararear algunas notas de una canción que le guste; por ejemplo, «Cumpleaños Feliz».
- Contar del 1 al 5.
- Volver a tararear algunas notas.

## Línea/giro ocular

Algunas técnicas cierran una secuencia de tratamiento con el llamado «giro ocular». Para diferenciarlos mejor de los círculos que se hacen con los ojos en la serie de tratamientos 9G, aquí lo llamaremos «línea ocular». De tal manera que, mientras se golpetea el punto de serie del dorso de la mano, se traza con los ojos una línea imaginaria desde el suelo al techo. La cabeza debe mantenerse tan recta como sea posible.

| Breve introducción de la TFT e imagen de los puntos | |
|---|---|
| **Estimulación** (Paso 1) | • *«Tengo este problema»* |
| **SUD** (Paso 2) | • *«0-10»* |
| **Golpeteo** (Paso 3) | • Puntos/fórmulas |
| **SUD** (Paso 4) | • La magnitud-SUD baja en 2 o más puntos = continúa con el paso 5 <br> • La magnitud-SUD permanece igual o baja un punto = corrección de IP en el punto del canto de la mano |
| **Serie 9G** (Paso 5) | • Golpetear el punto de serie mientras se realizan los movimientos oculares/se tararea/se cuenta |
| **Golpeteo** (Paso 6) | • Repetir los puntos/las fórmulas |
| **SUD** (Paso 7) | • La magnitud-SUD baja a 1 o 0 = seguir con el paso 8 <br> • La magnitud-SUD ha bajado pero no a 1 o 0 = corrección de una mini-IP, repetir del paso 1 al 3 |
| **Línea ocular** (Paso 8) | • Trazar con los ojos una línea imaginaria desde el suelo hasta el techo |

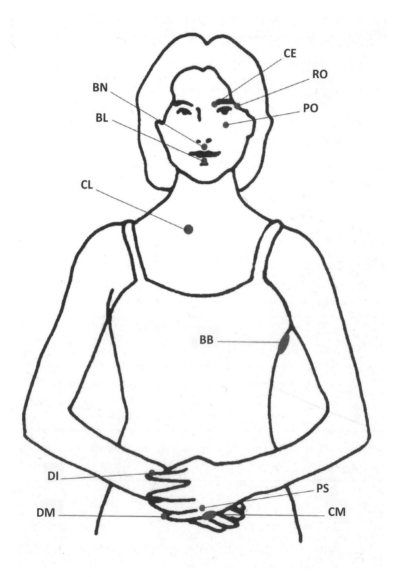

Representación de la TFT con la localización de los puntos.

## ESM – *Emocional Self Management*
Autogestión Emocional, de Peter Lambrou y George Pratt

La ESM o «autogestión emocional» fue desarrollada por los psicólogos Meter Lamabrou y George Pratt. Está basada en la TFT de Roger Callahan y, al igual que esta, también trabaja con fórmulas específicas para cada problema.

Lambrou y Pratt, trabajaron como psicólogos, principalmente, con problemas emocionales. Para ellos las emociones son el resultado de la energía magnética de nuestros pensamientos, que está a su vez conectada con las alteraciones eléctricas y químicas que se producen en nuestro cuerpo. Los sentimientos molestos o perturbadores son también perturbaciones del sistema energético, por lo que pueden ser resueltos, según su experiencia, a partir de los meridianos conectados con las emociones. Ellos escribieron:

> *«Mediante el golpeteo, el sistema vuelve a su lugar y a su nivel de energía habituales, lo que hace posible, siempre y cuando el problema esté bien claro, resolver el bloqueo o la perturbación en cuestión.»*

Lambrou y Pratt señalan las técnicas de la psicología de orientación energética tomando el término de Callahan *terapias del campo del pensamiento* o *terapias de la energía del pensamiento*.

## Lo especial de la ESM

La ESM se basa, como ya se ha dicho, en la TFT; sin embargo, se diferencia de ella en que es esencialmente más detallada en lo que a la cantidad de puntos que han de ser presionados se refiere, así como al conjunto del proceso de tratamiento. Una parte integral de cada secuencia del tratamiento es un ejercicio de respiración que sigue a la estimación de la magnitud-SUD, y que recibe el nombre de «equilibrio respiratorio». Una posible IP, que en la ESM será llamada «perturbación o inversión de la polaridad» se corrige de una forma y con una combinación muy concreta mediante el golpeteo de tres puntos distintos (en lugar de tan solo el punto del canto de la mano o el punto de heridas de otras técnicas). Otra particularidad de la ESM es el hecho de que se trabaje con afirmaciones mientras se está llevando a cabo el golpeteo. El resto del tratamiento corresponde ampliamente con las demás técnicas.

Si está interesado en saber más acerca de la psicología de orientación energética, yo les recomendaría el título *Liberación Emocional.* Es uno de los libros informativos más claros sobre el tema de la *Energy Psychology* aun cuando esté trabajando con otra técnica de la acupresión.

## Pasos individuales de la ESM

### Estimulación

Dado que en la ESM también se trabaja con fórmulas específicas para cada tipo de molestia, aquí también resulta muy importante definir el tema en cuestión o la emoción más fuerte tanto como sea posible.

### Magnitud-SUD

La magnitud-SUD recibe aquí el nombre de magnitud EDS, siendo ESD las siglas de «escala del dolor subjetivo». Como en el resto de técnicas, aquí la escala también va de 0 (= ningún dolor) a 10 (= malestar perfectamente visible).

### Equilibrio respiratorio

En cada secuencia de tratamiento de la EMT, antes del golpeteo en sí, ha de haber un ejercicio respiratorio. Consiste, por un lado, en acabar con el estrés y los miedos y, por otro, en restablecer el equilibrio de la polaridad electromagnética del cuerpo.

Para este ejercicio lo mejor es que se siente en una silla. Aunque también puede tumbarse o permanecer de pie:

- Cruce el tobillo izquierdo sobre el derecho.
- Estire ambos brazos hacia delante.
- Extienda el brazo derecho sobre el izquierdo y entrelace los dedos de ambas manos.
- Baje ambas manos entrelazadas hacia abajo y hacia usted, primero hasta su vientre después siga hasta el pecho y déjelas en la cavidad del esternón.
- Respire por la nariz y masajee su paladar superior con la punta de la lengua.
- Mientras espira, sitúe la lengua tan abajo como pueda dentro de la boca.

Realice este ejercicio durante alrededor de dos minutos y, mientras aspira y espira, piense en la palabra «equilibrio».

## Corrección de una IP

Lambrou y Pratt llamaron *perturbación de la polaridad* o *inversión de la polaridad* al mecanismo de una inversión psíquica. Después de que se haya ajustado la polaridad del cuerpo mediante el equilibrio respiratorio, el siguiente paso consiste en ordenar la polaridad del pensamiento.

La diferencia con otras técnicas de acupresión consiste en que en vez de pulsar el punto del canto de la mano, aquí se pulsan; o mejor dicho, se frotan, tres puntos distintos —el punto maravilla en la parte superior del pecho, entre la tercera y la cuarta costilla (allí es donde se encuentra la concavidad) y los puntos bajo la nariz y bajo el labio inferior—. Además, aparte de la fórmula normalmente empleada: «Aunque tenga este problema, no pasa nada, todo está en orden» también podemos emplear fórmulas individuales para cada alteración o para cada curación.

Los pasos individuales de la inversión de la polaridad son:

- **IP general** – masajee el punto maravilla mientras dice tres veces: *«Me acepto a mí mismo tal y como soy, con todos mis problemas y defectos»*.
- **IP de mantenimiento** – masajee el punto maravilla mientras dice tres veces: *«Me acepto a mí mismo tal y como soy, aunque quiera conservar este problema»*.
- **IP futura** – golpetee el punto bajo la nariz (BN) mientras dice tres veces: *«Me acepto tal y como soy, aunque quiera seguir teniendo este problema en el futuro»*.
- **IP de autorización** – golpetee el punto bajo el labio inferior (BL) mientras dice tres veces: *«Me acepto a mí mismo tal y como soy, aunque no haya merecido superar este problema»*.
- **IP de la propia seguridad** – masajee el punto maravilla mientras dice tres veces: *«Me acepto a mí mismo tal y como soy, aunque superar este problema suponga un riesgo para mí»*.
- **IP de la seguridad de otros** – masajee el punto maravilla mientras dice tres veces: *«Me acepto tal y como soy, aunque el hecho de que yo supere este problema suponga un riesgo para otros»*.
- **IP de permiso** – masajee el punto maravilla mientras dice tres veces: *«Me acepto tal y como soy, aunque no me sea posible superar este problema»*.
- **IP de aprobación** – masajee el punto maravilla mientras dice tres veces: *«Me acepto a mí mismo tal y como soy, aunque no me permita a mí mismo superar este problema»*.

- **IP de necesidad** – masajee el punto maravilla mientras dice tres veces: *«Me acepto a mí mismo tal y como soy, aunque no esté haciendo lo necesario para superar este problema».*
- **IP de provecho propio** – masajee el punto maravilla mientras dice tres veces:
  *«Me acepto a mí mismo tal y como soy, aunque no sea bueno para mí superar este problema».*
- **IP de provecho ajeno** – masajee el punto maravilla mientras dice treces veces:
  *«Me acepto a mí mismo tal y como soy, aunque no sea bueno para otros que supere este problema».*
- **IP propia** – masajee el punto maravilla mientras dice tres veces: *«Me acepto a mí mismo tal y como soy, aunque un bloqueo que yo mismo me he impuesto me impida superar este problema».*

*Golpeteo*

En la ESM se pulsan los siguientes puntos (véase la imagen de la página 54):

- CE = punto de la ceja: extremo interior de la ceja.
- RO = rabillo del ojo: extremo exterior de la ceja.
- PO = pómulo: bajo el ojo, en el centro de la mejilla.
- BN = bajo la nariz: entre la nariz y el labio superior, en el centro.
- BL = bajo el labio inferior: entre el labio inferior y la barbilla, en el medio.
- CL = punto de la clavícula: en el punto donde se unen el esternón y la clavícula.
- BB = bajo el brazo: en el costado ligeramente por debajo de la axila.
- CM = punto del canto de la mano (también: punto-IP): en el canto exterior de la mano.
- DP = punto del dedo pulgar: en la cara interna de la última falange del dedo pulgar.

- DI = punto del dedo índice: en la cara interna de la última falange del dedo índice.
- DC = punto del dedo corazón: en la cara interna de la última falange del dedo corazón.
- DM = punto del dedo meñique: en la cara interna de la última falange del dedo meñique.
- PS = punto de serie (también: punto escalón): en el dorso de la mano en la concavidad situada entre el dedo meñique y el dedo anular.

Para la corrección de una IP, además de los puntos BN y BL, explicados arriba, se masajea también el llamado punto maravilla:

- PM = punto maravilla: en la parte superior del pecho entre la tercera y la cuarta costilla.

## Serie de tratamiento 9G

En la ESM a la serie de tratamiento 9G se la denomina «puente», y se compone de los mismos pasos que la TFT:

- Golpetee el punto de serie del dorso de la mano.

Al mismo tiempo y uno detrás de otro:

- Cierre los ojos.
- Abra los ojos y mire hacia abajo a la derecha.
- Mire hacia abajo a la izquierda.
- Dibuje un círculo con los ojos en una dirección.
- Dibuje otro círculo con los ojos en la otra dirección.
- Tararee algunas notas de una canción que le guste, por ejemplo: «Cumpleaños Feliz».
- Cuente del 1 al 5.
- Vuelva a tararear algunas notas.

## Línea/giro ocular

Exactamente, al igual que en la TFT, la secuencia de tratamiento de la ESM también termina con un giro ocular que en la ESM queda indicado como «circunferencia ocular». Así, mientras golpeteamos el punto de serie en el dorso de la mano y mantenemos la cabeza bien recta, trazaremos con los ojos una línea imaginaria del suelo al techo.

| Breve introducción a la ESM y representación de los puntos | |
|---|---|
| **Estimulación** (Paso 1) | • *«Tengo este problema»* |
| **SUD** (Paso 2) | • *«0-10»* |
| **Equilibrio respiratorio** (Paso 3) | • Ejercicio de respiración |
| **Corrección de una IP** (Paso 4) | • *«Me acepto a mí mismo tal y como soy...»* + PM, BN y BL |
| **Golpeteo** (Paso 5) | • Puntos/Fórmulas |
| **Serie 9G** (Paso 6) | • Golpetear el punto de serie mientras se realizan los movimientos oculares/se tararea/se cuenta |
| **Golpeteo** (Paso 7) | • Repetir los puntos/las fórmulas |
| **SUD** (Paso 8) | • *«0-10»* |
| **Línea ocular** (Paso 9) | • Trazar con los ojos una línea imaginaria del suelo al techo |

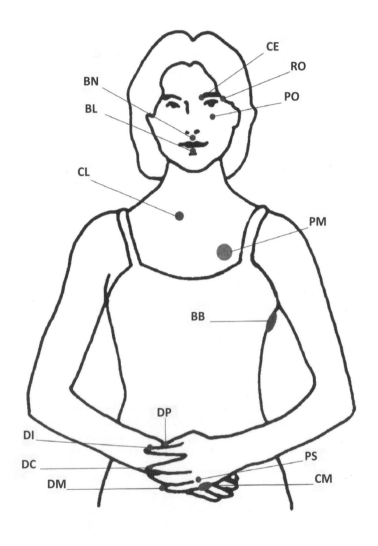

Representación de la ESM con la localización de los puntos.

## EFT – *Emocional Freedom Techniques*
## Técnica de Libertad Emocional, de Gary Craig

La EFT fue desarrollada por el ingeniero estadounidense Gary Craig en base a la TFT y, debido a su gran efectividad y fácil empleo, es una de las técnicas de acupresión cuyo uso está más extendido. Descontando a la TAT y quizá a la MFT, la EFT se ha emancipado ampliamente del trabajo de Callahan para dar lugar a un método plenamente independiente.

## Lo especial de la EFT

La mayor diferencia con la TFT radica en que, en la EFT siempre se repite el mismo proceso y se presionan los mismos puntos para cada problema. Gary Craig lo argumenta diciendo que el diagnóstico para averiguar qué meridianos están afectados requiere más tiempo que si se golpetean todos los puntos de un modo preventivo. Este proceso unificado hace posible una autoaplicación efectiva por parte de la persona interesada, aunque no sea un fisioterapeuta profesional y aun cuando el problema sea al principio muy impreciso o complejo.

En total, en la EFT se presionan más puntos que en la TFT, lo que hizo que, con el paso de los años, Craig redujera su número (del mismo modo que todo el proceso también se ha ido simplificando). Gary Craig rara vez toca los puntos de los dedos, en su lugar, emplea un nuevo punto en situado en la parte más alta de la cabeza. Si acaba de descubrir la acupresión por primera vez, yo le recomendaría que empezara con la variante más detallada y, a partir de ahí, fuese probando para averiguar si puede simplificar la técnica y cómo hacerlo para que le resulte más rápida y efectiva.

Durante el golpeteo individual de cada punto volverá a repetirse de nuevo brevemente el tema que queremos tratar, lo cual supone otra diferencia con respecto a la TFT en la cual el tratamiento se realizaba en ausencia de habla. El habla es, si no imprescindible para la EFT en general, sí un pilar del tratamiento en el trabajo del propio Gary Craig (aquí las variaciones residen en el uso de las palabras y no en la elección de los puntos a presionar como sucedía en la TFT). Gary Craig tiene mucha experiencia en técnicas de desarrollo personal como la PNL (Programación Neurolingüística) y trabaja mucho en el empleo del lenguaje con fines curativos. Aunque la EFT puede llevarse a cabo sin necesidad de utilizar palabras, vuelvo a hacer hincapié en lo liberador e importante que es poder expresar las cosas (sin mencionar, por supuesto, las aéreas del cerebro que se activan a través del habla).

La razón por la cual la EFT se adecua tan bien a la autoaplicación es que se trata siempre del mismo proceso: una vez aprendida la técnica se puede emplear fácilmente en situaciones de emergencia. Y dado que esta técnica es extremadamente amplia, puesto que no necesita de un diagnóstico de los meridianos afectados y basta con una simple estimulación referente al asunto que queremos tratar, Gary Craig siempre dice: «Try it on everything! - ¡Inténtalo con todos!».

## Pasos individuales de la EFT

### Estimulación

Aquí también vale formular el tema o el problema tan sencilla, clara y directamente como sea posible. Si se diera el caso de que usted sintiera que tiene sentimientos enfrentados acerca de estos golpecitos, por ejemplo: *«Qué cosa más rara», «Yo no creo que esto tan raro de los golpecitos vaya a funcionar», «No tengo ningunas ganas de ponerme ahora a dar golpecitos»* o algo por el estilo, ocúpese de ello antes de centrarse en el asunto principal.

### Magnitud-SUD

Como en todas las demás técnicas de la acupresión, en la EFT también hay una escala del 0 al 10 que mide el nivel de estrés momentáneo o pasado en relación con el problema en cuestión. En el caso de que esta escala le resulte difícil de emplear, también puede usar las manos para contar, o bien saltarse totalmente esta parte del tratamiento.

## Corrección de una IP/Set-Up

En la EFT, al menos en su autoaplicación, ha de anteponerse una corrección de IP antes de cada tratamiento. Aunque según la experiencia, solo en un 40% de los casos en los que se presenta una IP, resulta relativamente difícil averiguar si se trata de un problema agudo o no sin hacer un examen previo.

Exactamente igual que en la TFT, aquí también se presiona el punto del canto de la mano, aunque también puede alternarse con el llamado punto maravilla situado entre la tercera y la cuarta costilla a cada lado del pecho. Asimismo, el problema ha de expresarse de la siguiente manera:

- *«Aunque tenga este problema (inserte aquí su problema actual), me acepto y me quiero a mí mismo plena y completamente».*

Si tienen problemas con la segunda parte de la frase, puede usted decir simplemente:

- *«... todo va bien», o «... estoy totalmente en orden».*

- *«Aunque tenga este problema (inserte aquí su problema actual), todo va bien».*

No se trata de localizar el problema, sino de reconocer su existencia (de usted depende decidir si quiere o no). Se trata de que nada de lo que ha vivido o ha hecho, ni nada de lo que está viviendo o haciendo en estos momentos puede cambiar su valor y su razón de ser.

*Golpeteo*

En la EFT se presionan los siguientes puntos (véase la imagen de la página 61):

- CA = punto de la cabeza: en el punto más alto de la cabeza.
- CE = punto de la ceja: en el extremo interior de la ceja.
- RO = punto del rabillo del ojo: en extremo exterior de la ceja.
- PO = pómulo: bajo el ojo, en el centro de la mejilla.
- BN = bajo la nariz: en el punto medio entre la nariz y el labio superior.
- BL = bajo el labio: en el punto medio entre el labio inferior y la barbilla.
- CL = punto de la clavícula: en el punto de unión entre el esternón y la clavícula.
- BB = bajo el brazo: en el costado, ligeramente por debajo de la axila.

Además, también pueden presionarse los siguientes puntos de la mano:

- DP = punto del dedo pulgar: en la cara interna de la última falange del dedo pulgar.
- DI = punto del dedo índice: en la cara interna de la última falange del dedo índice.
- DC = punto del dedo corazón: en la cara interna de la última falange del dedo corazón.
- DM = punto del dedo meñique: en la cara interna de la última falange del dedo meñique.

Durante el golpeteo de los puntos se repite de nuevo brevemente el asunto en cuestión una vez por punto, con la fórmula: *«Aunque tenga estos problemas con las mates, me acepto y me quiero a mí mismo plena y completamente»*. Se repetiría *«Problemas con las mates»*. Esto se hace con vistas a seguir con el tema en mente en lugar de simplemente «pasar de largo», sobre todo si la intensidad del problema disminuye con el golpeteo y se vuelve menos agudo.

Al igual que en la TFT, durante la corrección de una IP también se presiona el punto IP del canto de la mano y durante «el puente», el punto de serie del dorso de la mano:

- PS = punto de serie (también: punto escalón): situado en el dorso de la mano en la concavidad que se encuentra entre el dedo meñique y el anular.
- CM = punto del canto de la mano (también: punto de IP): en el canto exterior de la mano.

*Serie de tratamiento 9G*

En comparación con la TFT, el puente en la EFT es algo más breve y se compone de los siguientes pasos:

- Golpetee el punto de serie del dorso de la mano.

Al mismo tiempo y uno detrás de otro:

- Cierre los ojos.
- Abra los ojos.
- Trace con los ojos un círculo en una dirección.
- Trace con los ojos un círculo en la otra dirección.
- Tararee algunas notas de una canción que le guste; por ejemplo: «Cumpleaños Feliz».
- Cuente del 1 al 10.
- Vuelva a tararear unas cuantas notas.

| Breve introducción a la EFT y representación de los puntos | |
|---|---|
| **Estimulación** (Paso 1) | • *«Tengo este problema»* |
| **SUD** (Paso 2) | • *«0-10»* |
| **Corrección de IP** (Paso 3) | • *«Aunque tenga este problema, me acepto y me quiero a mí mismo plena y completamente»* + CM/PM |
| **Golpeteo** (Paso 4) | • Puntos + frase recordatoria |
| **Serie 9G** (Paso 5) | • Presionar el punto de serie mientras se realizan los movimientos oculares/se tararea/se cuenta |
| **Golpeteo** (Paso 6) | • Repetir los puntos/las fórmulas + frase recordatoria |
| **SUD** (Paso 7) | • *«0-10»* |

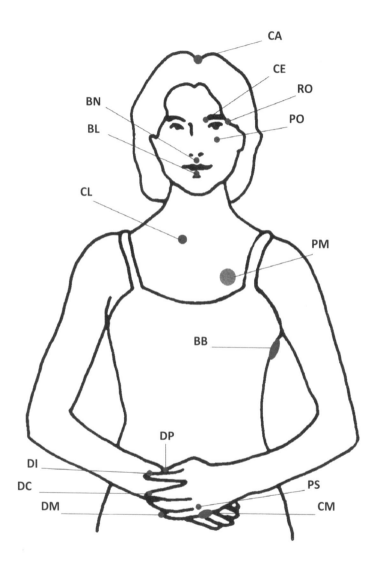

Representación de la EFT y localización de los puntos.

## NAEM – *Negative Affect Erasing Method*
## Método para la Resolución de Condiciones Negativas, de Fred P. Gallo

El NAEM fue desarrollado por el estadounidense Fred P. Gallo, quien también acuñó el término de *psicología de orientación energética.*

La técnica se basa en la TFT, si bien Gallo también tocó campos como la fisioterapia (sobre todo la fisioterapia aplicada y conductista), la acupuntura y la acupresión.

A partir de ahí desarrolló también la EDxTM, una técnica pensada para terapeutas que entraña un complejo diagnóstico terapéutico. Para la autoaplicación, Gallo desarrolló una variante más simplificada, la NAEM. La NAEM *(Negative Affect Erasing Method)* a veces también se la conoce bajo el nombre de TELM (Técnica de la Energía de la Línea Media), no confundir con la M.E.T. de los Franke.

## Lo especial del NAEM

Lo especial de la técnica NAEM radica en que se presiona exclusivamente a lo largo de la línea media del cuerpo. Mientras que en la EdxTM Gallo trabaja con fórmulas parecidas a las de la TFT (al contrario que Callahan, Gallo considera de mayor importancia los puntos que han de ser presionados que el orden en que han de serlo), en el NAEM se emplea el mismo proceso de tratamiento para cada problema. El NAEM no sirve únicamente para paliar situaciones o condiciones negativas, sino también para reforzar condiciones y visiones positivas. En tales casos, se ha de presionar mientras se expone el resultado que se desea obtener.

## Pasos individuales del tratamiento en el NAEM

### Estimulación

Como en todas las técnicas de la acupresión, en el NAEM también resulta importante concentrarse previamente en el asunto a tratar. Para ello, Gallo recomienda concentrarse en un único aspecto del problema y trabajar con eso. Si se diera el caso de que esto no fuera posible, ya sea porque el problema es muy complejo o impreciso, se pueden realizar algunas rondas de pulsaciones con el problema general en mente y, normalmente, el asunto se esclarece y los diferentes sucesos y sentimientos salen a la superficie haciendo posible seguir trabajando a partir de ellos.

## Magnitud-SUD

El NAEM trabaja con una escala que abarca desde el 0, o en su defecto el 1 (= una competa relajación en relación con el tema a tratar) al 10 (= el grado de estrés más alto y evidente en relación con el tema en cuestión). Una segunda escala es la que Gallo denominó como escala-PBS (la abreviatura de *Positive Belief Score,* lo que traducido significa «Magnitud o Nivel de Convicción Positiva), que consiste en poner a prueba la realidad emocional a través de convicciones y predisposiciones positivas.

## Corrección de una IP

En la forma simplificada del NAEM que aquí se presenta, la corrección de una IP no corresponde a la secuencia de tratamiento, al igual que ocurre con la respiración de clavícula, la serie de tratamiento 9G o el giro/la línea ocular. Estas técnicas solo han de ser llevadas a cabo si fuera necesario, es decir, si la magnitud-SUD no descendiese. En una corrección IP ha de frotarse el punto maravilla, o bien ha de golpetearse el punto del canto de la mano mientras se pronuncia la siguiente frase:

- *«Me acepto totalmente a mí mismo, aunque tenga este problema».*

O bien:

- *«Me acepto plenamente tal y como soy, aún con todos mis problemas y limitaciones».*

Después se repite toda la secuencia de tratamiento.

## Golpeteo

En esta forma simplificada del NAEM se presionan los siguientes puntos (véase imagen de la página 66).

- GG 24,5 = punto de la frente: sobre las cejas en mitad de la frente.
- BN = bajo la nariz: en el punto medio entre la nariz y el labio superior.
- BL = bajo el labio inferior: en el punto medio entre el labio inferior y la barbilla.
- ZG 20 = punto del timo: en la mitad inferior del esternón, sobre el timo.

El primer punto se localiza, al igual que el punto bajo la nariz, en el llamado «vaso gobernador» (*vaso* es otro término para *meridiano*) y es el encargado de ordenar la epífisis. El punto del timo corresponde, del mismo modo que el punto bajo el labio, al vaso central, y se encarga de ordenar el timo.

## Serie de tratamiento 9G/Equilibrio cerebral

Fred Gallo llamó a la serie de tratamiento 9G «Equilibrio cerebral», llevándola en una forma más abreviada a los casos de verdadera necesidad, es decir, casos en los que el nivel de estrés no descendiese. En estos casos nos da las directrices para un tratamiento corporal en toda regla y para una buena estimulación:

- Golpetee el punto de serie del dorso de la mano.

Después una cosa tras otra:

- Trace con los ojos un círculo en una dirección.
- Trace un círculo con los ojos en la otra dirección.

- Tararee algunas notas de alguna canción que le guste, por ejemplo: «Cumpleaños feliz».
- Cuente del 1 al 5.
- Vuelva a tararear algunas notas.

| Breve introducción a la NAEM y representación de los puntos | |
|---|---|
| **Estimulación** (Paso 1) | • *«Tengo este problema»* |
| **SUD** (Paso 2) | • *«0-10»* |
| **Golpeteo** (Paso 3) | • Golpetear el punto de la frente (GG 24,5) tantas veces como sea necesario para que la magnitud-SUD descienda notablemente (2 o más puntos), después:<br>– Golpetear 7 veces el punto BN<br>– Golpetear 7 veces el punto BL<br>– Golpetear el punto del timo (ZG 20) de 15 a 20 veces |
| **SUD** (Paso 4) | • *«0-10»* |

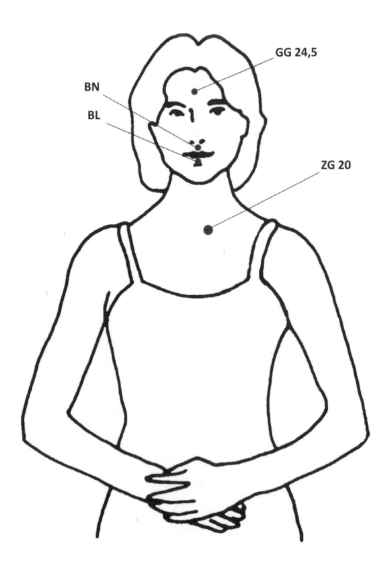

Representación del NAEM y localización de los puntos.

## M.E.T., de los Franke
## Técnica de Energía Meridiana, de Rainer y Regina Franke

La M.E.T. de los Franke se desarrolló a partir de la EFT. El psicoterapeuta gestáltico Rainer Franke y su esposa, Regina, desarrollaron esta técnica y la emplean con éxito sobre todo en ámbito de habla alemana.

## Lo especial de la M.E.T.

En la M.E.T. antes de cada secuencia de golpeteo ha de presionarse el timo mientras se pronuncia la llamada «frase de motivación». En lugar de pulsarse el punto de la cara interna de la última falange del dedo corazón, aquí se pulsará el extremo o la punta del dedo en sí.

En este sentido, al contrario que Roger Callahan, Rainer y Regina Franke no son de la opinión de que en caso de dolor o de emociones negativas ande detrás un campo del pensamiento perturbado. Entienden los meridianos como raíles del conocimiento y a los problemas como una estimulación del campo mórfico de un trauma (los campos mórficos son campos de información que el estudioso del comportamiento Rupert Shedrake lleva años investigando). Desde su punto de vista, el golpeteo no resuelve ningún bloqueo de energía, sino que hace posible una conexión con campos mórficos más elevados; por ejemplo, en vez de culpa, perdón.

## Pasos individuales en el tratamiento con M.E.T.

### Estimulación

En la M.E.T. el proceso del tratamiento comienza también con una estimulación del tema que le aflija. Formúlelo tan clara, sencilla y pragmáticamente como le sea posible.

## Magnitud-SUD

Determine el grado de su padecimiento en una escala del 0 (= ningún miedo o padecimiento) al 10 (=máximo grado de dolor o padecimiento).

## Golpeteo del timo

Para este paso se golpeteará suavemente la zona del timo, aproximadamente unos 10 cm por debajo del cuello, con el puño o con tres dedos a lo largo de tres cuartas partes de su extensión. Mientras tanto, se repetirá de 10 a 12 veces la frase:

- *«Amo, creo, confío, soy agradecido y valiente».*

Esta frase recibe el nombre en la M.E.T. de «fórmula de motivación», y se realiza para animarlo o motivarlo a uno para el tratamiento.

## Corrección de una IP/Set-up

Este paso recibe en la M.E.T. el nombre de «preparación», y una inversión psíquica es conocida aquí como «conexión energética defectuosa». Una posible IP se corrige masajeando el punto maravilla (aquí también denominado como «punto curativo» o PC) mientras se dicen las siguientes frases:

- *«Aunque tenga este problema, me acepto y me quiero a mí mismo tal y como soy».*
- *«Aunque no merezca superar este problema, me acepto y me quiero a mí mismo tal y como soy».*

## Golpeteo

En la M.E.T. se presionan los siguientes puntos (véase la imagen de la página 72):

- CE = punto de la ceja: extremo interior de la ceja.
- RO = rabillo del ojo: extremo exterior de la ceja.
- PO = pómulo: bajo el ojo en el centro de la mejilla.
- BN = bajo la nariz: en el punto medio entre la nariz y el labio superior.
- BL = bajo el labio: en la línea media entre el labio inferior y la barbilla.
- CL = punto de la clavícula: en el punto de unión entre la clavícula y el esternón.
- BB = bajo el brazo: en el costado, ligeramente por debajo de la axila.
- DP = punto del dedo pulgar: en la cara interna de la última falange.
- DI = punto del dedo índice: en la cara interna de la última falange.
- DC = punto del dedo corazón: en la punta del dedo corazón.
- DM = punto del dedo meñique en la cara interna de la última falange.
- CM = punto del canto de la mano (también: punto IP): en el canto exterior de la mano.
- CA = punto de la cabeza: en el punto más alto de la cabeza.

Mientras se golpetea ha de repetirse brevemente el tema una vez por punto en lo que se conoce como «frase de tratamiento». Ha de golpetearse cada punto de 8 a 10 veces.

## Serie de tratamiento 9G

La serie de tratamiento 9G recibe en la M.E.T. el nombre de «anclaje» y se compone de los siguientes pasos:

- Golpetee el punto de serie del dorso de la mano.

Al mismo tiempo y una cosa detrás de la otra:

- Cierre los ojos.
- Abra los ojos.
- Mire abajo a la izquierda.
- Mire abajo a la derecha.
- Trace un círculo con los ojos en el sentido de las agujas del reloj.
- Trace un círculo con los ojos en el sentido contrario al de las agujas del reloj.
- Tararee algunas notas de una melodía que le guste, por ejemplo: «Cumpleaños Feliz».
- Dirija la mirada al frente.
- Cuente hacia atrás del 7 al 1.
- Vuelva a tararear algunas notas.

| Breve introducción a la M.E.T. y representación de los puntos | |
|---|---|
| **Equilibrio respiratorio** (Paso 1) | • Ejercicio de respiración |
| **Estimulación** (Paso 2) | • *«Tengo este problema»* |
| **SUD** (Paso 3) | • *«0-10»* |
| **Golpeteo del timo** (Paso 4) | • *«Amo, creo, confío, soy agradecido y valiente»* + Área del timo |
| **Corrección de una IP** (Paso 5) | • *«Aunque tenga este problema, me acepto y me quiero a mí mismo tal y como soy»* + PM<br>• *«Aunque no merezca superar este problema, me quiero y me acepto a mí mismo tal y como soy»* + PM |
| **Golpeteo** (Paso 6) | • Puntos + Frase de tratamiento |
| **Serie 9G** (Paso 7) | • Golpetear el punto de serie, mientras se realizan los movimientos oculares/se tararea/se cuenta |
| **SUD** (Paso 8) | • *«0-10»* |

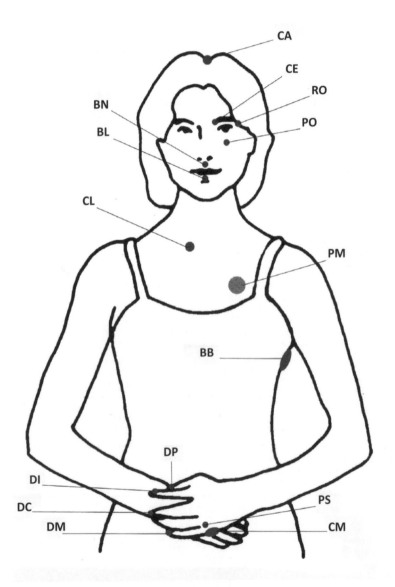

Representación de M.E.T. y localización de los puntos.

## TAT – *Tapas Acupressure Technique*
## Técnica de Acupresión, de Elizabeth Tapas Fleming

La TAT fue desarrollada por la acupunturita estadounidense Elizabeth Tapas Fleming. Corresponde, al igual que el resto de técnicas aquí descritas, a la psicología de orientación energética y es una técnica agradable y efectiva.

## Lo especial de la TAT

Lo que diferencia a esta técnica del resto de técnicas de la acupresión es que, por un lado, los puntos aquí solamente se presionan en lugar de golpetearse. Por ello toma el nombre de «presión-TAT», que será descrita posteriormente y que constituye una forma de la fisioterapia conocida como «presión de la zona occipital de la frente». Tapas Fleming ha seguido desarrollando y estructurando esta técnica hasta dar lugar a un proceso resumido y coherente.

La TAT es muy apropiada para temas complejos, o bien para aquellos temas que no tengan aspectos claramente definidos. Tiene los mismos puntos clave de aplicación que el resto de técnicas de acupresión, los cuales ha desarrollado Tapas Fleming en un principio con la vista puesta en el tratamiento de traumas y alergias. También puede aplicarse con éxito para numerosas molestias de carácter psicológico o fisiológico. Tapas recomienda además emplear la TAT durante no más de veinte minutos al día y beber de seis a ocho vasos de agua después de cada tratamiento.

## Pasos individuales en el tratamiento con TAT

### La presión TAT

La presión TAT comienza a llevarse a cabo una vez se ha escogido el problema a tratar, y ha de mantenerse durante todo el conjunto del tratamiento. Para ello, presione con los dedos pulgar y anular de una mano ambos puntos de la ceja (CE) mientras presiona con el dedo corazón en el punto que se encuentra en la línea media entre ambas cejas (punto de la frente) (véase imagen de la pagina 79). Al mismo tiempo, la otra mano ha de situarse perpendicularmente sobre la parte posterior de la cabeza, más o menos a la altura del principio del cráneo. Las manos pueden intercambiar sus posiciones a lo largo del tratamiento o quitarse para dejarlas descansar entre paso y paso del tratamiento.

## Paso 1: El problema

Identifique el problema que quiera trabajar y determine cuánto le perjudica en estos momentos. Comience ahora con la presión TAT, céntrese en el problema de nuevo y mantenga esta posición durante unos cuatro o cinco minutos hasta que sienta algún cambio. Piense de nuevo en el problema e intente determinar su magnitud-SUD. Si no ha descendido notablemente vuelva a iniciar el paso 1. Para este primer paso puede enunciar su problema fácilmente, por ejemplo, con la siguiente fórmula: *«Tengo miedo del discurso de mañana»*, o: *«Todo lo que me lleva a tener miedo del discurso de mañana»*. Para sucesos perjudiciales acaecidos en el pasado, Tapas Fleming recomienda la siguiente fórmula:

- *«... ha sucedido».* (Por ejemplo: *«Este accidente ha sucedido»*).

## Paso 2: Lo contrario al problema

Después de que se haya concentrado en el problema en sí de forma momentánea, en el paso 2 se trata de tener presente todo lo contrario. Para ello puede insertar su problema en la siguiente fórmula:

- *«No es cierto que...»* (Por ejemplo: *«No es cierto que tenga miedo del discurso de mañana»*).

No se trata de negar el problema ni tampoco de sobreponerlo con una actitud positiva. Se trata mucho más de abrir una nueva posibilidad donde antes solo había espacio para una sola; es decir, el problema. Esto afloja estructuras anquilosadas y nos concede la capacidad de elegir:

Con sucesos, resultan adecuadas las siguientes frases:

- *«... ha sucedido, ya ha pasado, ahora me va bien y puedo relajarme».*
- *«Ha sucedido todo esto, ya ha pasado y ya no me causa ningún problema».*

Todos los pasos a partir del paso 2 pueden durar entorno a un minuto en la presión TAT, o tanto como sea necesario para que usted note que todo está hecho.

## Paso 3: Los lugares en los que se almacena el problema

Los acontecimientos traumáticos o las convicciones negativas suelen almacenarse en sitios determinados, ya sea en nuestro cuerpo o en lugares que nos los recuerden. Este paso consiste en resolver todos estos viejos recuerdos.

Si necesitase un vínculo con poder espiritual superior, Tapas Fleming recomienda en este y en los próximos pasos la siguiente fórmula:

- *«Señor* (o cualquiera que sea el nombre que quiera emplear), *muchísimas gracias por haber curado todas las partes de mi cuerpo, mi alma y mi vida donde se almacenaba este problema».*

## Paso 4: La causa del problema

En este paso se tratan todas las causas y razones que han llevado a este problema momentáneo, pueden ser sucesos, experiencias, pero también impresiones. Para ello no es necesario ser consciente de la causa. La intención de sanarla es más que suficiente.

## Paso 5: Perdón

Una parte central del tratamiento con TAT es el perdón. Al perdonar a las personas implicadas, no es necesario pensar en todas y cada una de ellas, y pedirse disculpas a uno mismo, se deja de estar unido al problema y se hace posible su resolución.

## Paso 6: Objeciones/IPs

Este paso recibe en la TAT el nombre de «partes». Consiste en la cura de las partes o aéreas que le quitan utilidad a un problema y ponen alguna objeción a su curación. Para ello, basta con emplear la presión TAT y centrarse en la siguiente frase:

- *«Todas las partes de mi persona, que le restan utilidad a este problema sanan ahora».*

## Paso 7: Acabar con los restos

El paso consiste en resolver cualquier resto que todavía quede del problema, aquí tampoco necesita saber exactamente cuáles y cómo son.

Concéntrese de nuevo en el problema y preste atención a si algún nuevo aspecto ha salido a la superficie. En cualquier caso, trabájelos con la TAT, mediante la cual, la mayoría de las veces, los dos primeros pasos bastan.

## Paso 8: Nuevas posibilidades

En cada tratamiento con TAT este es siempre mi paso favorito. Imagínese aquí lo más gráficamente que pueda nuevos resultados y situaciones para el tratamiento. Si, por ejemplo, tiene usted miedo escénico, imagínese a si mismo completamente relajado y alegre sobre un escenario. Hable o cante y sienta lo que usted quiera sentir en ese momento. Puede apoyar este paso con la siguiente frase:

- *«¡Estoy decidido a...!»*

## Paso 9: Integración

Este último paso consiste, de un modo similar a la línea ocular en algunos de los otros tratamientos aquí descritos, en lograr la integración total del tratamiento. Este paso se compone de tres partes. Dirija primero su atención a la siguiente frase:

- *«Esta cura/tratamiento ya está totalmente integrada».*

Ahora cambie de mano y concéntrese de nuevo en la siguiente frase:

- *«Esta cura/tratamiento ya está totalmente integrada».*

Ahora meta la punta de sus dedos en sus oídos como si quisiera taparlos. Ponga los pulgares en los lóbulos de sus orejas y sus meñiques en la parte más alta de sus orejas. Manténgase en esta posición durante más o menos un minuto y concéntrese al mismo tiempo en la siguiente frase:

- *«Esta curación/tratamiento ya está totalmente integrada».*

| Breve introducción a la TAT y representación de los puntos | |
|---|---|
| **Comenzar la presión TAT** | • Pulgar y meñique en CE y dedo corazón en el punto de la frente (GG 24,5)<br>• La otra mano perpendicular en la parte trasera de la cabeza |
| **El problema** (Paso 1) | • *«Tengo este problema»*<br>• *«Esto ha sucedido»*<br>• *«Todo cuanto ha llevado a este problema ha sucedido»* |
| **Lo contrario** (Paso 2) | • *«No es cierto que tenga este problema»*<br>• *«Esto ha sucedido, ya ha pasado, me va bien y puedo relajarme»*<br>• *«Todo esto ha sucedido, ya ha pasado y ya no me causa ningún problema»* |
| **Lugares de almacenamiento** (Paso 3) | • *«Todos los lugares de mi cuerpo, mi alma y mi vida en los que se almacenaba este problema, sanan ahora»* |
| **Causas** (Paso 4) | • *«Todas las causas y razones de este problema sanan ahora»* |
| **Perdón** (Paso 5) | • *«Me disculpo ante todos aquellos a quienes he herido en el contexto de mi problema y les deseo amor, suerte y paz»*<br>• *«Perdono a todos aquellos que me han herido en el contexto de mi problema y les deseo amor suerte y paz»*<br>• *«Perdono a todos aquellos a quienes he hecho responsables de ello, también a Dios y a mí mismo»* |
| **Objeciones** (Paso 6) | • *«Todas las partes de mi persona que hayan ganado alguna ventaja con mi problema, sanan ahora»* |
| **Acabar con los restos** (Paso 7) | • *«Todo cuanto quede aún de este problema sana ahora»* |
| **Nueva elección** (Paso 8) | • *«Ahora me decido por...»* |
| **Integración** (Paso 9) | • *«Esta curación está ya totalmente integrada»*, cambiar de mano y repetir:<br>• *«Esta curación está ya totalmente integrada»* |

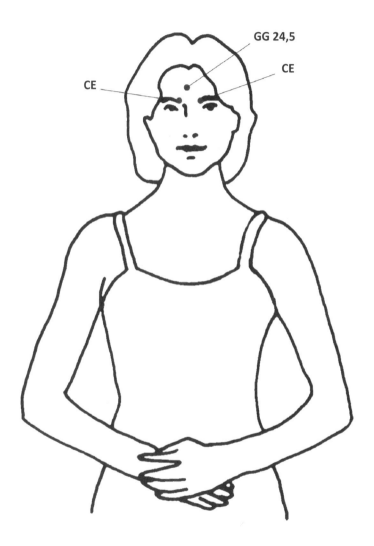

Representación de la TAT y localización de los puntos.

# Parte II

## Ejemplos de aplicación de la A a la Z

En esta segunda parte del libro encontrará diferentes molestias frecuentes con indicaciones acerca de su golpeteo para su autotratamiento. Para cada una de ellas he buscado una técnica que resulte efectiva y fácilmente aplicable en la práctica. Aun así, evidentemente también puede emplear cualquier otra de las técnicas descritas en este libro, sobre todo si ya tiene usted una técnica favorita o si la técnica recomendada no funciona tan bien para usted como lo hubiera deseado.

Si padece usted una molestia que quiera tratar y que no se encuentre en esta lista, busque una instrucción que se le parezca y modifique la frase de estimulación.

Si todavía no tiene experiencia con la acupresión, es recomendable llevar a cabo una secuencia de golpeteo antes del auténtico tratamiento durante el cual expresar sus dudas acerca de su efectividad. Para ello resulta apropiada la siguiente frase:

- *«Aunque no crea que todo esto funcione porque…* (ya he probado mucho, es demasiado sencillo, parece muy raro, etc.) *estoy perfectamente».*

Si no siente una mejora inmediata, permanezca tan persistente como sea necesario para que todos los aspectos de su problema se resuelvan. Si aun así no mejora, o si todavía le parece demasiado complicado o impreciso, quizá debería contactar con un especialista.

# Adicciones

UNA adicción puede tener muchas caras. Junto a las más comunes como la adicción al chocolate, el tabaco, el café o el alcohol, pueden darse también a cosas como la televisión, el exceso de ejercicio, los videojuegos o costumbres como morderse las uñas. Una adicción se da cuando uno no puede ya elegir, cuando uno tiene que hacer algo, a menudo en contra de lo que uno quiere o sabe que es mejor.

Si usted quiere tratar una adicción mediante la acupresión, lo más razonable es que trabaje sobre los tres componentes que forman una adicción: la adicción aguda, la costumbre y el trasfondo emocional.

Primero, realice tres o cuatro secuencias de golpeteo con la adicción aguda y, después, una o dos secuencias con la costumbre. (*«Aunque como/bebo/hago... solo por vicio, me encuentro perfectamente».*)

Para trabajar sobre el posible trasfondo emocional, las siguientes frases pueden serle de utilidad:

- *¿Cuándo o en qué situaciones es esta adicción especialmente fuerte para usted?*
- *¿Si hubiera una emoción tras esta adicción? ¿Cuál podría ser?*
- *¿Cuándo comenzó esta adicción?*

Realice entre dos y tres secuencias de golpeteo con cada uno de estos aspectos, o hasta que aprecie algún cambio.

## Chocolate

Puede usted aplicar estas indicaciones para el chocolate, pero también para la adicción a los dulces o a otros alimentos o estimulantes. Para ello, solo tiene que cambiar la frase de estimulación.

Piense que, a menudo, es muy importante tratar no solo la adicción aguda, sino también la costumbre y el posible trasfondo emocional.

| EFT para la adicción al chocolate | |
|---|---|
| **Estimulación** (Paso 1) | • *«Tengo antojo de chocolate»* |
| **SUD** (Paso 2) | • *«0-10»* |
| **Corrección IP** (Paso 3) | • *«Aunque tenga antojo de chocolate, me acepto y me quiero a mí mismo tal y como soy»* + CM/PM |
| **Golpeteo** (Paso 4) | • Puntos + *«Antojo de chocolate»* |
| **Serie 9G** (Paso 5) | • Golpetear el punto de serie mientras se realizan movimientos oculares/se tararea/se cuenta |
| **Golpeteo** (Paso 6) | • Repetir puntos + *«Mi antojo de chocolate»* |
| **SUD** (Paso 7) | • *«0-10»* |

Véase la representación de los puntos de la página 61.

## Tabaco

Muchas personas desean de verdad dejar de fumar, sin embargo, no lo consiguen o, si lo hacen, es solo temporalmente. Si usted también pertenece a este grupo de personas, encontrará en las técnicas de acupresión un eficaz apoyo.

Puede usted aplicar esta guía si tiene usted una fuerte adicción al tabaco, o también de forma preventiva. Para ello, es necesario que, de manera paralela a su costumbre de fumar, trabaje usted también sobre los posibles desencadenantes o trasfondos emocionales (véase «Adicciones»). Así, abordará el problema desde más lados y tendrá mejores condiciones para solucionar su adicción de forma duradera.

Si padece usted de otra adicción, como a ver la televisión o a las patatas fritas, también puede usted usar esta guía cambiando los enunciados de la correspondiente manera. Pero golpetee también sobre la adicción aguda, la costumbre y el posible desencadenante emocional.

| M.E.T. para la adicción al tabaco | |
|---|---|
| **Equilibrio respiratorio** (Paso 1) | • Ejercicio de respiración |
| **Estimulación** (Paso 2) | • *«Tengo adicción al tabaco»* |
| **SUD** (Paso 3) | • *«0-10»* |
| **Golpeteo del timo** (Paso 4) | • *«Amo, creo, confío, soy agradecido y valiente»* + Área del timo |
| **Corrección de una IP** (Paso 5) | • *«Aunque tenga adicción al tabaco, me acepto y me quiero a mí mismo tal y como soy»* + PM<br>• *«Aunque no merezca superar mi adicción al tabaco, me quiero y me acepto a mí mismo tal y como soy»* + PM |
| **Golpeteo** (Paso 6) | • Puntos + *«Tengo adicción al tabaco»* |
| **Serie 9G** (Paso 7) | • Golpetear el punto de serie, mientras se realizan los movimientos oculares/se tararea/se cuenta |
| **SUD** (Paso 8) | • *«0-10»* |

Véase la representación de los puntos de la página 72.

# Alergias

En los últimos años las alergias se han convertido en una dolencia frecuente en las personas. A este respecto, las técnicas de la acupresión pueden ayudar a paliar los síntomas o, directamente, a acabar con toda la reacción alérgica. En cualquier caso, después de cada tratamiento, deje que se esclarezca médicamente su alergia antes de cesar con ello.

Aquí he escogido dos técnicas, la TFT y la TAT que, en la práctica, son técnicas efectivas en el tratamiento de alergias, pero tienen formas de proceder diferentes. Quizá quiera probar ambas técnicas y ver cuál de las dos les ayuda más.

## Variante 1: EFT

El tratamiento con TFT posee un modo de proceder en tres niveles muy acreditado.

## Nivel 1

Golpetee la alergia primero tres veces de forma general con la fórmula:

- *«Aunque tenga esta alergia, estoy perfectamente».*

## Nivel 2

Sea ahora más preciso e intente sacar en limpio tantos aspectos de su alergia como le sea posible. A ello ayudan las siguientes preguntas:

- «¿A qué soy alérgico? (por ejemplo: lactosa, gramíneas, fresas).
- «¿Desde cuándo tengo esta alergia?» (por ejemplo: desde hace tres años).
- «¿Qué síntomas tengo exactamente?» (por ejemplo: mucosa nasal, picor de ojos, cólicos).

Para cada uno de estos aspectos golpetee individualmente según las instrucciones que se encuentran abajo de una a tres secuencias o tanto como sea necesario hasta que note alguna mejoría. Para ello introduzca el aspecto en cuestión en la siguiente fórmula, así en vez de: *«Aunque tenga esta alergia…»* diga, por ejemplo:

- *«Aunque sea alérgico a las gramíneas,…».*

## Nivel 3

Observe si no puede haber una o varias emociones detrás de su alergia. Según mi experiencia, muchas personas con alergias tienen la sensación o bien durante su infancia lo experimentaron, de que el mundo no es seguro. Aunque este no sea su caso, o no lo sea del todo, merece la pena tratar con este aspecto de todos modos de forma preventiva. Frases adecuadas para ello serían:

- *«Aunque tenga la sensación de que el mundo no es seguro, estoy perfectamente».*

O bien:

- *«Aunque tenga la sensación de que no estoy a salvo en el mundo, estoy perfectamente».*

| EFT para alergias | |
|---|---|
| **Estimulación** (Paso 1) | • *«Tengo esta alergia»* |
| **SUD** (Paso 2) | • *«0-10»* |
| **Corrección de IP** (Paso 3) | • *«Aunque tenga este problema, estoy perfectamente»* + CM/PM |
| **Golpeteo** (Paso 4) | • Puntos + *«Mi alergia»* |
| **Serie 9G** (Paso 5) | • Golpetear el punto de la frente mientras se realizan los movimientos oculares/se tararea/se cuenta |
| **Golpeteo** (Paso 6) | • Repetir los puntos + *«Mi alergia»* |
| **SUD** (Paso 7) | • *«0-10»* |

Véase la representación de los puntos de la página 79.

## Variante 2: TAT

Para Tapas Fleming las alergias no son completamente restos de traumas. Si quiere tratar su alergia con la TAT puede centrarse en la sustancia a la que es alérgico, por ejemplo las gramíneas o el trigo, mientras realiza la presión TAT, o con la frase:

- *«Todo lo que ha provocado esta reacción alérgica ha sucedido».*

Siga después los pasos del 2 al 9 que siguen:

| TAT para alergias | |
|---|---|
| **Realizar la presión**<br>**TAT** | • El pulgar y el meñique de una mano en CE y el dedo corazón en el punto de la frente (GG 24,5)<br>• La otra mano perpendicularmente en la parte posterior de la cabeza |
| **El problema**<br>(Paso 1) | • «…» (Alergias)<br>• *«Todo cuanto ha llevado a esta alergia ha sucedido»* |
| **Lo contrario**<br>(Paso 2) | • *«Mi cuerpo no tiene ningún problema con…»* *(Alergias)*<br>• *«Todo cuanto ha llevado a esta reacción alérgica ha sucedido. Ya ha pasado, ya no me causa ninguna reacción alérgica»* |
| **Lugares**<br>**de almacenamiento**<br>(Paso 3) | • *«Todos los lugares de mi cuerpo, mi alma y mi vida en los que se almacenaba esta alergia, sanan ahora»* |
| **Causas**<br>(Paso 4) | • *«Todas las causas y razones de esta alergia sanan ahora»* |
| **Perdón**<br>(Paso 5) | • *«Me disculpo ante todos aquellos a quienes he herido en el contexto de mi alergia y les deseo amor, suerte y paz»*<br>• *«Perdono a todos aquellos que me han herido en el contexto de mi alergia y les deseo amor suerte y paz»*<br>• *«Perdono a todos aquellos a quienes he hecho responsables de ello, también a Dios y a mí mismo»* |
| **Objeciones**<br>(Paso 6) | • *«Todas las partes de mi persona que hayan ganado alguna ventaja con mi alergia, sanan ahora»* |
| **Acabar con los restos**<br>(Paso 7) | • *«Todo cuanto quede aún de esta alergia sana ahora»* |
| **Nueva elección**<br>(Paso 8) | • *«Ahora me decido por…»* |
| **Integración**<br>(Paso 9) | • *«Esta curación está ya totalmente integrada»*, cambiar de mano y repetir:<br>• *«Esta curación está ya totalmente integrada»* |

Véase la representación de los puntos de la página 79.

# Ánimo depresivo

Muchas personas han pasado alguna vez por una fase de ánimo depresivo. En ese momento todo nos parece triste y gris, nada hace que uno esté feliz y nos sentimos abatidos y paralizados. Este estado puede deberse a circunstancias concretas de nuestra vida, como la separación de nuestra pareja, o la pérdida de nuestro trabajo. Sin embargo, puede haber ocasiones en las que, sencillamente, aparezca sin más.

Las técnicas de acupresión son fiables y rápidas para actuar en los casos en los que tenemos el ánimo decaído. En los casos en los que las molestias son permanentes y complicadas puede usted complementarlo con alguna medicación que le recete su médico, o ponerse en manos de un psicoterapeuta.

## Variante 1: Ayuda inmediata

Como medida de ayuda inmediata para los estados de ánimo depresivos viene muy bien el tratamiento con TFT.

Acomódese a su estado de ánimo depresivo y entonces trabaje con las breves indicaciones que se muestran a continuación.

| TFT para el estado de ánimo depresivo | |
|---|---|
| **Estimulación** (Paso 1) | • *«No me encuentro bien»*, o: <br> • *«Sufro depresiones»* |
| **SUD** (Paso 2) | • *«0-10»* |
| **Golpeteo** (Paso 3) | • Golpetear el punto de serie (dorso de la mano) 30 veces <br> • CL |
| **SUD** (Paso 4) | • Si la Magnitud-SUD desciende alrededor de 2 o más puntos = seguir al paso 5 <br> • Si la Magnitud-SUD se mantiene igual o solo se reduce 1 punto = corrección IP en el punto del canto de la mano |
| **Serie 9G** (Paso 5) | • Golpetear el punto de serie mientras se realizan movimientos oculares/se tararea/se cuenta |
| **Golpeteo** (Paso 6) | • Golpetear el punto de serie (dorso de la mano) 30 veces <br> • CL |
| **SUD** (Paso 7) | • Si la Magnitud-SUD se reduce a 1 o 0 = continuar con el paso 8 <br> • Si la Magnitud-SUD se reduce, pero no hasta 1 o 0 = corrección mini IP, luego se repiten los pasos 1 a 3 |
| **Línea ocular** (Paso 8) | • ↑ Los ojos siguiendo una línea imaginaria desde el suelo hasta el techo |

Véase la representación de los puntos de la página 46.

## Variante 2: Ayuda a largo plazo

Si usted sufre de estados de ánimo depresivos con asiduidad y quiere hacer algo al respecto, hay una variante de la EFT que se llama *Choices* o Método de Elección. Fue desarrollado por Patricia Carrington, una psicóloga estadounidense muy experimentada en la aplicación de la EFT, y trabaja con una nueva decisión o elección (de manera muy similar a los pasos 2 y 8 de la TAT). En ella, antes del tratamiento debe usted reflexionar sobre una posible alternativa a su estado depresivo. Esta elección o nueva decisión debería ser clara, sencilla, realista y apasionante. Tan solo inserte su elección en la conocida frase:

- *«Aunque tengo este ánimo depresivo, elijo…».*

Podría ser algo como:

- *«… elijo volver a ver las cosas buenas y positivas que hay en mi vida».*
- *«… elijo volver a tomar parte en la vida de manera activa».*
- *«… elijo reconocer que mi depresión es una costumbre bioquímica que puedo solucionar ahora».*

Ahora golpetee el unto del canto de la mano o frote el punto maravilla y corrija una posible IP con esta frase de estimulación. Luego, golpetee durante una secuencia completa con la primera parte negativa como frase recordatoria (por ejemplo: *«Mi ánimo depresivo»*, o: *«Estoy siempre muy deprimido»*). En una segunda secuencia cambie alternativamente los puntos entre la primera y la segunda parte (en el CE: *«Aunque tengo este ánimo depresivo…»*, en el RO: *«elijo volver a ver las cosas buenas y positivas que hay en mi vida»*. En el PO, de nuevo: *«Aunque tengo este ánimo depresivo…»*, en el BN: *«elijo volver a ver las cosas buenas y positivas que hay en mi vida»* etc.). En una tercera ronda, golpetee finalmente solo con la elección y la parte positiva como frase recordatoria. Aquí puede variar como usted prefiera con todos los golpeteos positivos que se le ocurran.

Repita este esquema con tanta frecuencia como desee o durante el tiempo necesario hasta que usted note que la primera parte pierde realidad y la segunda se vuelve cada vez más cierta.

| EFT para el estado de ánimo depresivo | |
| --- | --- |
| **Estimulación** (Paso 1) | • *«Tengo esta depresión»* |
| **SUD** (Paso 2) | • *«0-10»* |
| **Corrección IP** (Paso 3) | • *«Aunque tenga esta depresión, elijo...»* + me acepto y me quiero a mí mismo tal y como soy» + CM/PM |
| **Golpeteo** (Paso 4) | • Puntos + *«Esta depresión»* <br> • Puntos + alternar entre *«Aunque tenga depresión»* y *«elijo...»* <br> • Puntos + *«elijo»* |
| **Serie 9G** (Paso 5) | • Golpetear el punto de serie mientras se realizan movimientos oculares/se tararea/se cuenta |
| **Golpeteo** (Paso 6) | • Puntos + *«Esta depresión»* <br> • Puntos + alternar entre *«Aunque tenga esta depresión»* y *«elijo...»* <br> • Puntos + *«elijo»* |
| **SUD** (Paso 7) | • *«0-10»* |

Véase la representación de los puntos de la página 61.

# Fobias

Las fobias son reacciones exageradas ante determinadas situaciones o desencadenantes. Pueden ser una auténtica carga para las personas que las padecen, sobre todo si se trata de fobias a cosas cotidianas como los pájaros, los gatos o las arañas. Las técnicas de la acupresión son extraordinariamente efectivas para el tratamiento y la resolución de las fobias. Es importante comprobar primero el resultado si no se siente absolutamente bien o relajado con la situación o el desencadenante.

## Fobia a las alturas, a volar

El miedo a volar es, a menudo, algo muy personal y puede afectar a personas muy distintas. Así, por ejemplo, para algunas puede deberse al miedo a caer, para otras por la estrechez en el avión o las dificultades con las turbulencias. Reformule en qué consiste su miedo a volar (tenga en cuenta los ruidos, las sensaciones, los pensamientos y los sentimientos) y golpetee cada uno de estos aspectos según las siguientes indicaciones. También puede utilizar las frases que se dan en el capítulo «Miedos y tensiones» o «Miedo a las alturas» como orientación.

| NAEM para el miedo a volar | |
|---|---|
| **Estimulación** (Paso 1) | • *«Tengo miedo a volar»*. (Trabajar con aspectos o sucesos especiales) |
| **SUD** (Paso 2) | • *«0-10»* |
| **Golpeteo** (Paso 3) | • Golpetear el punto de la frente (GG 24,5) hasta que la Magnitud-SUD se reduzca ostensiblemente (2 o más puntos), luego:<br>– Golpetear BN 7 veces<br>– Golpetear BL 7 veces<br>– Golpetear el punto del timo (ZG 20) entre 15 y 20 veces |
| **SUD** (Paso 4) | • *«0-10»* |

Véase la representación de los puntos de la página 66.

## Fobia a las arañas

Muchas personas tienen aversión a las arañas o tiene dificultades para tocarlas. En este caso no sirve de nada saber que las arañas son animales muy beneficiosos que casi nunca se interesan por nosotros. Si usted padece este problema, pruebe a utilizar las siguientes indicaciones. Golpetee primero con alguna secuencia solo con el enunciado: *«Tengo miedo a las arañas»* y trate de descubrir en qué consiste su fobia a las arañas (es el color de las arañas, las patas, la tela, la posición en el cuarto, si usted puede verlas o no, etc.). Para ello las preguntas del capítulo «Fobia a las alturas» o «Miedos y tensiones» pueden serle de utilidad.

| M.E.T. para la fobia a las arañas | |
|---|---|
| **Equilibrio respiratorio** (Paso 1) | • Ejercicio respiratorio |
| **Estimulación** (Paso 2) | • *«Tengo miedo a las arañas»* |
| **SUD** (Paso 3) | • *«0-10»* |
| **Golpeteo del timo** (Paso 4) | • *«Quiero, creo, confío, soy agradecido y valiente»* + Área del timo |
| **Corrección IP** (Paso 5) | • *«Aunque tenga este miedo a las arañas, me acepto y me quiero a mí mismo tal y como soy»* + PM<br>• *«Aunque no merezca no tener este miedo a las arañas, me acepto y me quiero a mí mismo tal y como soy»* + PM |
| **Golpeteo** (Paso 6) | • Puntos + *«Mi miedo a las arañas»* |
| **Serie 9G** (Paso 7) | • Golpetear el punto de serie mientras se realizan movimientos oculares/se tararea/se cuenta |
| **SUD** (Paso 8) | • *«0-10»* |

Véase la representación de los puntos de la página 72.

## Miedo a las alturas

El miedo a las alturas puede tener diversos grados. Algunas personas tienen problemas con alturas muy elevadas; por ejemplo: en el avión o en una torre de televisión. Otras, no pueden siquiera subir los primeros peldaños de una escalera sin experimentar pánico u otros síntomas como vértigos o mareos.

Las técnicas de la acupresión pueden ser de mucha ayuda en este caso, ya que no solo puede hacer desaparecer su miedo, sino que también son una sana precaución respecto a las alturas.

También para el miedo a las alturas resultan muy efectivos los tres niveles.

### Nivel 1

Golpetee sus molestias al principio solo con la fórmula:

- *«Aunque tenga miedo a las alturas, me encuentro perfectamente».*

### Nivel 2

Trate ahora de reformular en qué consiste exactamente su miedo a las alturas. ¿Qué es lo peor de la situación o del desencadenante? ¿Se trata solo de la altura o hay también otros factores? Por ejemplo: que no haya barandilla o el viento.

Golpetee cada uno de estos aspectos siguiendo las siguientes indicaciones entre una y tres veces, o hasta que note un cambio significativo.

## Nivel 3

- ¿Cuándo apareció por primera vez esta fobia? ¿Qué atmósfera emocional reinaba en mi vida o mi entorno en aquella época?
- ¿Esta situación o desencadenante me recuerda a algo o a alguien de mi infancia?

Golpetee todos estos aspectos o sensaciones hasta que experimente algún cambio o alivio.

| EFT para el miedo a las alturas | |
|---|---|
| **Estimulación** (Paso 1) | • *«Tengo miedo a las alturas»* |
| **SUD** (Paso 2) | • *«0-10»* |
| **Corrección IP** (Paso 3) | • *«Aunque tenga miedo a las alturas, me acepto y me quiero a mí mismo tal y como soy»* + CM/PM |
| **Golpeteo** (Paso 4) | • Puntos + *«Mi miedo a las alturas»* |
| **Serie 9G** (Paso 5) | • Golpetear el punto de serie mientras se realizan movimientos oculares/se tararea/se cuenta |
| **Golpeteo** (Paso 6) | • Repetir puntos + *«Mi miedo a las alturas»* |
| **SUD** (Paso 7) | • *«0-10»* |

Véase la representación de los puntos de la página 61.

# Irritación y enfado

MIENTRAS que, por lo general, la irritación no suele aparecer en el día a día, el enfado es un compañero de viaje habitual dentro de las familias y de la vida laboral. Para que este enfado no se haga permanente y desarrolle una dinámica propia es bueno hacer algo a tiempo. La acupresión puede ser aquí una opción muy buena para la «higiene emocional» con la que hacer no solo que la situación se suavice, sino para que mejore nuestro bienestar.

| ESM para la irritación y el enfado | |
|---|---|
| **Estimulación** (Paso 1) | • *«Estoy muy enfadado por...»* |
| **SUD** (Paso 2) | • *«0-10»* |
| **Equilibrio respiratorio** (Paso 3) | • Ejercicio de respiración |
| **Corrección de una IP** (Paso 4) | • *«Me acepto a mí mismo tal y como soy...»* + PM, BN y BL |
| **Golpeteo** (Paso 5) | • RO<br>• PO<br>• BB<br>• CL<br>• Golpetear el punto KF mientras se dice: *«Soy sabio y prudente»* |
| **Serie 9G** (Paso 6) | • Golpetear el punto de serie mientras se realizan los movimientos oculares/se tararea/se cuenta |
| **Golpeteo** (Paso 7) | • Repetir los puntos/las fórmulas |
| **SUD** (Paso 8) | • *«0-10»* |
| **Línea ocular** (Paso 9) | • ↑ Trazar con los ojos una línea imaginaria del suelo al techo |

Véase la representación de los puntos de la página 54.

# Miedos y tensiones

Los miedos, la tensión, el estrés y las preocupaciones se han vuelto cada vez más frecuentes en nuestra vida actual llena de prisa, de una estimulación exagerada y de una enorme exigencia. Por ello, cada vez es más importante hacer algo al respecto a tiempo y de manera prolongada.

A continuación, encontrará instrucciones de golpeteo para tratar cuatro miedos comunes.

## Miedo escénico

A muchas personas les resulta difícil hablar, cantar o exponer algo en público. Por otro lado, cada vez hay mayor necesidad de ello en reuniones de una asociación, en cenas de padres en la escuela o de empresa. La acupresión ofrece una ayuda que permite tomar la palabra de forma relajada y alegre.

## Nivel 1

Golpetee su miedo escénico o sus nervios primero con varias secuencias según las instrucciones posteriores con las fórmulas:

- *«Aunque tenga este miedo escénico, me acepto y me quiero a mí mismo tal y como soy».*

O bien:

- *«Aunque tenga miedo de...* (la reunión de mañana, etc.), *me acepto y me quiero a mí mismo tal y como soy.*

Si esto no tuviera el éxito esperado, pase al nivel 2.

## Nivel 2

Sea ahora más concreto e intente descubrir tantos aspectos de su miedo o sus nervios como le sea posible. Las siguientes frases pueden servirle de ayuda:

- ¿A qué le tengo miedo exactamente? ¿Qué es lo que me pone tan tenso? ¿Qué sería lo peor? (por ejemplo: *«que me falte el habla y no pueda decir palabra»*).
- ¿Desde cuándo tengo este miedo/esta tensión? (por ejemplo: *«Desde que hice tanto el ridículo en el cumpleaños de mi tía»*).
- ¿Cómo se manifiesta (corporal y emocionalmente) este miedo/esta tensión? ¿En qué parte de mi cuerpo puedo notar esta sensación? (por ejemplo: *«se me seca la boca, me quedo sin aire y tengo los nervios por las nubes»*).

Golpetee cada uno de estos aspectos individualmente según las instrucciones posteriormente descritas a lo largo de entre una a tres secuencias de golpeteo o tanto como sea necesario hasta que sienta alguna mejoría.

## Nivel 3

Ahora reflexione si puede haber alguna otra sensación detrás, por ejemplo vergüenza, o la sensación de que tiene que hacer todo perfecto para no ser castigado. ¿Reconoce usted esta sensación, esta situación de su infancia? ¿Hay alguna situación específica que se lo recuerde? Frases posibles al respecto pueden ser:

- *«Aunque tenga miedo de quedarme sin palabras, porque tengo que hacer todo perfecto, me acepto y me quiero a mí mismo tal y como soy».*

O bien:

- *«Aunque se me venga el mundo encima y me sienta terriblemente avergonzado cuando me equivoco al hablar, o cuando cometo algún fallo, me acepto y me quiero a mí mismo tal y como soy».*

Golpetee cada una de estas sensaciones tanto como sea necesario para que sienta algún cambio o mejoría.

| M.E.T. para el miedo escénico | |
|---|---|
| **Equilibrio respiratorio** (Paso 1) | • Ejercicio respiratorio |
| **Estimulación** (Paso 2) | • *«Tengo miedo escénico»* |
| **SUD** (Paso 3) | • *«0-10»* |
| **Golpeteo del timo** (Paso 4) | • *«Quiero, creo, confío, soy agradecido y valiente»* + Área del timo |
| **Corrección IP** (Paso 5) | • *«Aunque tenga este miedo escénico me acepto y me quiero a mí mismo tal y como soy»* + PM<br>• *«Aunque no merezca no tener este miedo escénico, me acepto y me quiero a mí mismo tal y como soy»* + PM |
| **Golpeteo** (Paso 6) | • Puntos + *«Mi miedo escénico»* |
| **Serie 9G** (Paso 7) | • Golpetear el punto de serie mientras se realizan movimientos oculares/se tararea/se cuenta |
| **SUD** (Paso 8) | • *«0-10»* |

Véase la representación de los puntos de la página 72.

## Miedo a la evaluación

Cada vez nos encontramos más ante situaciones que ponen a prueba nuestros conocimientos o nuestras capacidades. En ellas nuestra reacción puede ir desde la tranquilidad hasta el pánico. Mientras que para algunas personas un cierto nerviosismo puede resultar animoso y activador, el miedo a la evaluación es un problema para la mayoría de las personas que se enfrentan a él. Esto se debe a que con frecuencia el miedo se encarga de que el verdadero conocimiento no pueda salir a la luz. Esto conduce a experiencias negativas en situaciones de prueba que, a su vez, agravan el miedo... un círculo vicioso.

Si usted se encuentra muy nervioso o tiene miedo a la evaluación, he aquí una buena noticia: la acupresión es muy efectiva en estos casos y puede romper ese círculo vicioso.

A menudo, basta con golpetear el tema general (en este caso «mi miedo a la evaluación) (nivel 1).

Cuando con esto no se alcanza el éxito esperado, entonces debe ser usted más específico (nivel 2). Si con esto tampoco logramos alcanzar el objetivo, debe usted finalmente buscar otros posibles motivos emocionales de fondo (nivel 3).

## Nivel 1

Golpetee primero su miedo o sus tensiones solo con varias secuencias con la fórmula:

- *«Aunque tenga este miedo a la evaluación, estoy perfectamente».*

Si con ello no alcanza el éxito deseado (una magnitud-SUD de 1 o 0 cuando piensa en un examen), pase al nivel 2.

## Nivel 2

Sea ahora más concreto e intente reformular tantos aspectos como sea posible de su miedo o tensión. Las siguientes preguntas pueden serle de utilidad:

- ¿De qué tengo miedo exactamente? ¿Qué es lo que me pone tan tenso? ¿Qué sería lo peor? (Por ejemplo: *«que fracase por completo y no sepa nada más»*).
- ¿Desde cuándo tengo este miedo/tensión? (Por ejemplo: *«desde que hice selectividad»*).
- ¿Cómo se manifiesta este miedo/tensión exactamente (física o emocionalmente)? ¿En qué parte de mi cuerpo lo noto? (Por ejemplo: *«Se me seca la boca, no puedo respirar hondo y siento un nudo en el estómago»*, o *«No puedo seguir pensando»*).

Golpetee cada uno de estos aspectos individualmente, según las instrucciones posteriormente descritas a lo largo de entre una a tres secuencias de golpeteo, o tanto como sea necesario hasta que sienta alguna mejoría.

## Nivel 3

Reflexione sobre la posibilidad de que haya otros sentimientos de su infancia como el pudor o el perfeccionismo que puedan estar detrás de su miedo a la evaluación. Frases posibles al respecto pueden ser:

- *«Aunque tenga mucho miedo antes de un examen, porque siempre quiero hacerlo todo a la perfección, me encuentro perfectamente»*.
- *«Aunque caiga a lo más bajo y me sienta terriblemente avergonzado porque me he equivocado al hablar o he cometido un error, me encuentro perfectamente»*.

Golpetee cada uno de estos sentimientos el tiempo necesario hasta que experimente algún cambio o alivio.

| EFT para el miedo a la evaluación | |
|---|---|
| **Estimulación** (Paso 1) | • *«Tengo mucho miedo a la evaluación»* |
| **SUD** (Paso 2) | • *«0-10»* |
| **Corrección IP** (Paso 3) | • *«Aunque tenga este miedo a la evaluación me acepto y me quiero a mí mismo tal y como soy»* + CM/PM |
| **Golpeteo** (Paso 4) | • Puntos + *«Mi miedo a la evaluación»* |
| **Serie 9G** (Paso 5) | • Golpetear el punto de serie mientras se realizan movimientos oculares/se tararea/se cuenta |
| **Golpeteo** (Paso 6) | • Repetir los puntos + *«Miedo a la evaluación»* |
| **SUD** (Paso 7) | • *«0-10»* |

Véase la representación de los puntos de la página 61.

## Miedo al dentista

Cuando le pregunto a los participantes en los cursos sobre miedos, el miedo al dentista suele ser siempre de los primeros de la lista. Puede que se deba a que es muy frecuente que nos duela, o a que nos resulta desagradable, o a que desde muy temprana edad tenemos experiencias negativas en el dentista; en cualquier caso, este miedo es muy común y nos hace ver que hasta las cosas más asiduas y menos espectaculares pueden conducirnos a situaciones de estrés.

La acupresión ofrece aquí una ayuda suave y eficaz. Piense en la última vez (negativa) que fue al dentista y, a continuación, siga las siguientes instrucciones de golpeteo.

Puede usted aplicar estas instrucciones no solo para el miedo al dentista, sino también para cualquier miedo ante algo. Simplemente, cambie la frase de estimulación al respecto.

| TFT para el miedo al dentista | |
|---|---|
| **Estimulación** (Paso 1) | • *«Tengo miedo al dentista»* |
| **SUD** (Paso 2) | • *«0-10»* |
| **Golpeteo** (Paso 3) | • PO<br>• BB<br>• CL |
| **SUD** (Paso 4) | • Si la Magnitud-SUD desciende alrededor de 2 o más puntos = seguir al paso 5<br>• Si la Magnitud-SUD se mantiene igual o solo se reduce 1 punto = corrección IP en el punto del canto de la mano |
| **Serie 9G** (Paso 5) | • Golpetear el punto de serie mientras se realizan movimientos oculares/se tararea/se cuenta |
| **Golpeteo** (Paso 6) | • PO<br>• BB<br>• CL |
| **SUD** (Paso 7) | • Si la Magnitud-SUD se reduce a 1 o 0 = continuar con el paso 8<br>• Si la Magnitud-SUD se reduce, pero no hasta 1 o 0 = corrección mini IP, luego se repiten los pasos 1 a 3 |
| **Línea ocular** (Paso 8) | • ↑ Los ojos siguiendo una línea imaginaria desde el suelo hasta el techo |

Véase la representación de los puntos de la página 46.

## Pánico, ataques

Los ataques de pánico han aumentado de manera considerable en los últimos años. Pueden producirse de buenas a primeras y suponen un grave problema para los que los sufren. Con el tiempo lo que sucede es que estos ataques generan un miedo a tener miedo. En este campo especialmente, las técnicas de acupresión han demostrado ser muy efectivas. Para unos porque siempre las tiene «a mano» y puede aplicarlas de manera sencilla en una situación de pánico aguda. Para otros, porque con ellas puede atacar el problema de raíz y solucionarlo (no solo apaciguarlo y solaparlo).

Por un lado, tiene sentido que cuando se encuentre en una situación en la que tenga miedo o pánico recurra al golpeteo. Por otro, también es importante que, cuando se encuentre usted relajado, trate usted ese miedo a tener miedo de manera preventiva. Para ello, simplemente, varíe las instrucciones que se muestran a continuación.

Las indicaciones para el golpeteo que se describen aquí sirven muy bien como medida de asistencia inmediata que usted puede aplicar de manera sencilla y efectiva en cualquier situación. Pero, naturalmente, también puede usted aplicar cualquier otra de las técnicas que se describen siempre y cuando esté tan familiarizado con ellas que pueda usarlas en su mayoría manera «automática» en una situación de estrés.

| NAEM para los ataques de pánico | |
|---|---|
| **Estimulación** (Paso 1) | • *«Tengo este ataque de pánico»* |
| **SUD** (Paso 2) | • *«0-10»* |
| **Golpeteo** (Paso 3) | • Golpetear el punto de la frente (GG 24,5) hasta que la Magnitud-SUD se reduzca ostensiblemente (2 o más puntos), luego:<br>– Golpetear BN 7 veces<br>– Golpetear BL 7 veces<br>– Golpetear el punto del timo (ZG 20) entre 15 y 20 veces |
| **SUD** (Paso 4) | • *«0-10»* |

Véase la representación de los puntos de la página 66.

# Molestias corporales

Apesar de que las técnicas de la psicología de orientación energética fueron desarrolladas en un principio para las molestias psicológicas, también pueden aplicarse con éxito para problemas corporales de todo tipo.

## Constipados, molestias del resfriado

Nos sirven los tres niveles que indicamos anteriormente para la EFT (para ello, solo tiene que seguir los pasos 2 y 3 si después de realizar entre tres y cinco secuencias de golpeteo del paso 1 no se ha conseguido ningún alivio de las molestias).

### Nivel 1

Al principio, golpetee solo su molestia mientras repite la fórmula:

- *«Aunque tengo este resfriado, me encuentro perfectamente»,* o: *«Aunque estoy muy resfriado, me encuentro perfectamente».*

## Nivel 2

Si no ha conseguido el resultado esperado, describa sus molestias con la mayor precisión posible. Las siguientes frases pueden ser de utilidad:

- ¿Dónde se encuentra exactamente el problema? (Por ejemplo: *«En la nariz y en el cuello»*).
- ¿Qué extensión, características y densidad tiene el problema? (Por ejemplo: *«Un escozor en los senos paranasales»*).
- ¿De qué elementos se compone mi molestia? (Por ejemplo: *«Tengo la nariz cerrada, tengo escozor en la garganta y me encuentro mal»*).

Golpetee cada uno de los aspectos por separado según las siguientes indicaciones a lo largo de entre una y tres secuencias, o hasta que experimente algún cambio.

## Nivel 3

Si no ha conseguido ningún alivio después de trabajar los aspectos de sus molestias corporales, seguramente se deba a que hay algo más detrás del problema.

Muchas molestias corporales, sobre todo si son crónicas, tienen un trasfondo emocional o, al menos, algún componente emocional. Las siguientes frases pueden serle de utilidad:

- ¿Quién o qué me ha puesto en esta situación?
- ¿Si esta molestia tuviera un trasfondo emocional? ¿Cuál sería?
- ¿Cuándo apareció esta molestia?

Golpetee cada uno de estos aspectos o sensaciones hasta que experimente algún cambio o alivio.

| EFT para las molestias del resfriado | |
| --- | --- |
| **Estimulación** (Paso 1) | • *«Tengo este resfriado»* |
| **SUD** (Paso 2) | • *«0-10»* |
| **Corrección IP** (Paso 3) | • *«Aunque esté resfriado, me acepto y me quiero a mí mismo tal y como soy»* + CM/PM |
| **Golpeteo** (Paso 4) | • Puntos + *«Este resfriado»* |
| **Serie 9G** (Paso 5) | • Golpetear el punto de serie mientras se realizan movimientos oculares/se tararea/se cuenta |
| **Golpeteo** (Paso 6) | • Repetir puntos + *«Este resfriado»* |
| **SUD** (Paso 7) | • *«0-10»* |

Véase la representación de los puntos de la página 61.

## Dolores de cabeza

La falta de actividad física está ligada a las tensiones en el cuello y en la zona posterior de la cabeza al igual que trabajar delante de una pantalla puede conducir a dolores de cabeza y sensación de ahogo. La próxima vez pruebe con las siguientes indicaciones.

| NAEM para los dolores de cabeza | |
| --- | --- |
| **Estimulación** (Paso 1) | • *«Tengo dolor de cabeza»* |
| **SUD** (Paso 2) | • *«0-10»* |
| **Golpeteo** (Paso 3) | • Golpetear el punto de la frente (GG 24,5) hasta que la Magnitud-SUD se reduzca ostensiblemente (2 o más puntos), luego: <br> – Golpetear BN 7 veces <br> – Golpetear BL 7 veces <br> – Golpetear el punto del timo (ZG 20) entre 15 y 20 veces |
| **SUD** (Paso 4) | • *«0-10»* |

Véase la representación de los puntos de la página 66.

## Dolores de espalda

Al igual que los dolores de cabeza, los dolores de espalda se han extendido como «efecto secundario» de nuestro estilo de vida moderno y falto de actividad. Si tiene problemas y dolores agudos, puede usted aplicar aquí las mismas indicaciones descritas anteriormente. Sin embargo, a tenor de la experiencia, los dolores de espalda suelen tener un trasfondo emocional (las molestias en la parte baja de la espalda suelen deberse a un miedo existencial real y generalizado). Si este pudiera ser su caso, le recomiendo que repase las preguntas que se formulaban en el capítulo «Miedos y tensiones», y trate de golpetear los posibles aspectos de su dolor de espalda.

| M.E.T. para los dolores de espalda | |
|---|---|
| **Equilibrio respiratorio** (Paso 1) | • Ejercicio respiratorio |
| **Estimulación** (Paso 2) | • *«Tengo este dolor de espalda»* |
| **SUD** (Paso 3) | • *«0-10»* |
| **Golpeteo del timo** (Paso 4) | • *«Quiero, creo, confío, soy agradecido y valiente»* + Área del timo |
| **Corrección IP** (Paso 5) | • *«Aunque tenga este dolor de espalda, me acepto y me quiero a mí mismo tal y como soy»* + PM<br>• *«Aunque no merezca no tener este miedo escénico, me acepto y me quiero a mí mismo tal y como soy»* + PM |
| **Golpeteo** (Paso 6) | • Puntos + *«Mi dolor de espalda»* |
| **Serie 9G** (Paso 7) | • Golpetear el punto de serie mientras se realizan movimientos oculares/se tararea/se cuenta |
| **SUD** (Paso 8) | • *«0-10»* |

Véase la representación de los puntos de la página 72.

# Recuerdos angustiosos

Todos nosotros tenemos una retahíla de recuerdos de los que no somos conscientes, pero que, no obstante, debilitan a nuestro organismo de manera subliminal. La acupresión es una buena opción en estos casos para solucionar viejos recuerdos negativos (y, con ello, solucionar emociones negativas que estaban asociadas a esos recuerdos... conseguir guardar el recuerdo y la experiencia por sí mismos). También sirve para empezar a procesar los nuevos directamente, de modo que no pasen a formar parte enseguida del «resto».

Piense en un recuerdo (no es necesario ni recomendable revivir una situación dolorosa o angustiosa, es suficiente un acercamiento más suave) y siga las siguientes indicaciones.

Para los recuerdos dolorosos o angustiosos es recomendable acudir a un especialista.

| TAT para los recuerdos angustiosos | |
|---|---|
| **Comenzar la presión TAT** | • Pulgar y meñique de una mano en CE y dedo corazón en el punto de la frente (GG 24,5)<br>• La otra mano perpendicular en la parte trasera de la cabeza |
| **El problema** (Paso 1) | • *«Esto ha sucedido»* |
| **Lo contrario** (Paso 2) | • *«Esto ha sucedido, ya ha pasado, me va bien y puedo relajarme»* |
| **Lugares de almacenamiento** (Paso 3) | • *«Todos los lugares de mi cuerpo, mi alma y mi vida en los que se almacenaba este problema, sanan ahora»* |
| **Causas** (Paso 4) | • *«Todas las causas y razones de este problema sanan ahora»* |
| **Perdón** (Paso 5) | • *«Me disculpo ante todos aquellos a quienes he herido en el contexto de mi problema y les deseo amor, suerte y paz»*<br>• *«Perdono a todos aquellos que me han herido en el contexto de mi problema y les deseo amor suerte y paz»*<br>• *«Perdono a todos aquellos a quienes he hecho responsables de ello, también a Dios y a mí mismo»* |
| **Objeciones** (Paso 6) | • *«Todas las partes de mi persona que hayan ganado alguna ventaja con mi problema, sanan ahora»* |
| **Acabar con los restos** (Paso 7) | • *«Todo cuanto quede aún de este problema sana ahora»* |
| **Nueva elección** (Paso 8) | • *«Ahora me decido por...»* |
| **Integración** (Paso 9) | • *«Esta curación está ya totalmente integrada»*, Cambiar de mano y repetir:<br>• *«Esta curación está ya totalmente integrada»* |

Véase la representación de los puntos de la página 79.

# Sentimientos de culpa

SEGÚN mi experiencia, uno de los sentimientos que más se da en las personas es el sentimiento de culpa. También es uno de los sentimientos más difíciles de solucionar. En ello tiene que ver el hecho de que, con frecuencia, tenemos la sensación de que nuestra culpa no es suficiente para satisfacer solventar algo que hemos hecho y que es absolutamente imperdonable. A menudo somos nosotros los que no queremos ni podemos deshacernos del sentimiento de culpa porque es algo que nos recuerda lo que no debemos hacer.

Pero si observamos más detalladamente, veremos que es evidente que el sentimiento de culpa no ayuda a nadie y que tampoco sirve para que dejemos de sufrir. Es mucho mejor aprender de la experiencia (no hay que ligarla al sufrimiento). Esa experiencia está y permanecerá en usted, aun después de que el sufrimiento y el sentimiento de culpa hayan desaparecido. Cuando usted no tiene sentimiento de culpa, es capaz ayudar a los demás mucho mejor y evitar un daño.

Piense brevemente en un acontecimiento que le haga sentir culpable y, a continuación, siga las indicaciones siguientes.

| TAT para el sentimiento de culpa (continúa) | |
|---|---|
| **Comenzar la presión TAT** | • Pulgar y meñique de una mano en CE y dedo corazón en el punto de la frente (GG 24,5)<br>• La otra mano perpendicular en la parte trasera de la cabeza |
| **El problema** (Paso 1) | • *«Me siento culpable debido a...»*<br>• *«Esto ha sucedido»*<br>• *«Todo lo que ha llevado a que suceda esto, ha Sucedido»* |
| **Lo contrario** (Paso 2) | • *«No me siento culpable debido a...»*<br>• *«Esto ha sucedido, ya ha pasado, me va bien y puedo relajarme»*<br>• *«Todo lo que ha sucedido, ya ha pasado y hace que ya no tenga sentimiento de culpa»* |
| **Lugares de almacenamiento** (Paso 3) | • *«Todos los lugares de mi cuerpo, mi alma y mi vida en los que se almacenaba este problema, sanan ahora»* |
| **Causas** (Paso 4) | • *«Todas las causas y razones de este problema sanan ahora»* |
| **Perdón** (Paso 5) | • *«Me disculpo ante todos aquellos a quienes he herido en el contexto de mi problema y les deseo amor, suerte y paz»*<br>• *«Perdono a todos aquellos que me han herido en el contexto de mi problema y les deseo amor suerte y paz»*<br>• *«Perdono a todos aquellos a quienes he hecho responsables de ello, también a Dios y a mí mismo»* |

| TAT para el sentimiento de culpa (continuación) | |
| --- | --- |
| **Objeciones** (Paso 6) | • *«Todas las partes de mi persona que se hayan beneficiado de mi sentimiento de culpa, sanan ahora»* |
| **Acabar con los restos** (Paso 7) | • *«Todo cuanto quede aún de este sentimiento de culpa, sana ahora»* |
| **Nueva elección** (Paso 8) | • *«Ahora me decido a...»* |
| **Integración** (Paso 9) | • *«Esta curación está ya totalmente integrada».* Cambiar de mano y repetir: <br> • *«Esta curación está ya totalmente integrada»* |

Véase la representación de los puntos de la página 79.

# Soledad

Un efecto secundario de nuestro estilo de vida moderno hace que, a menudo, aparezca la sensación de soledad y de estar aislado. Si usted conoce esta sensación y desea hacer algo para evitarla, pruebe las indicaciones de golpeteo que se muestran a continuación (naturalmente, también es bueno tener las redes sociales activas, probar nuevas aficiones o cuidar las viejas amistades).

| ESM para la soledad | |
|---|---|
| **Estimulación** (Paso 1) | • *«Me siento solo a menudo»* |
| **SUD** (Paso 2) | • *«0-10»* |
| **Equilibrio respiratorio** (Paso 3) | • Ejercicio de respiración |
| **Corrección de una IP** (Paso 4) | • *«Me acepto a mí mismo tal y como soy...»* + PM, BN y BL |
| **Golpeteo** (Paso 5) | • CE<br>• BL<br>• CM<br>• Golpetear el punto de serie 50 veces mientras se dice: *«Me siento solo y deseo socializarme»* |
| **Serie 9G** (Paso 6) | • Golpetear el punto de serie mientras se realizan los movimientos oculares/se tararea/se cuenta |
| **Golpeteo** (Paso 7) | • Repetir los puntos/las fórmulas |
| **SUD** (Paso 8) | • *«0-10»* |
| **Línea ocular** (Paso 9) | • ↑ Trazar con los ojos una línea imaginaria del suelo al techo |

Véase la representación de los puntos de la página 72.

# Vergüenza
# e incomodidad

Si hay de su pasado o su presente que le avergüence puede probar a utilizar las siguientes indicaciones. Con frecuencia, tras un breve tratamiento, estos sentimientos de vergüenza e incomodidad desaparecen y su lugar lo ocupa una actitud considerablemente más comprensiva y relajada.

Piense por un momento en la situación o acontecimiento que le resulta incómoda de la cual se avergüenza, y siga la indicación o indicaciones siguientes.

| TFT para la vergüenza e incomodidad | |
|---|---|
| **Estimulación**<br>(Paso 1) | • *«Me avergüenza...»*<br>• *«... me resulta muy incómodo»* |
| **SUD**<br>(Paso 2) | • *«0-10»* |
| **Golpeteo**<br>(Paso 3) | • BL (vergüenza) o<br>• BN (incomodidad) |
| **SUD**<br>(Paso 4) | • Si la Magnitud-SUD desciende alrededor de 2 o más puntos = seguir al paso 5<br>• Si la Magnitud-SUD se mantiene igual o solo se reduce 1 punto = corrección IP en el punto del canto de la mano |
| **Serie 9G**<br>(Paso 5) | • Golpetear el punto de serie mientras se realizan movimientos oculares/se tararea/se cuenta |
| **Golpeteo**<br>(Paso 6) | • BL (vergüenza)<br>• BN (incomodidad) |
| **SUD**<br>(Paso 7) | • Si la Magnitud-SUD se reduce a 1 o 0 = continuar con el paso 8<br>• Si la Magnitud-SUD se reduce, pero no hasta 1 o 0 = corrección mini IP, luego se repiten los pasos 1 a 3 |
| **Línea ocular**<br>(Paso 8) | • ↑ Los ojos siguiendo una línea imaginaria desde el suelo hasta el techo |

Véase la representación de los puntos de la página 46.

# Bibliografía recomendada

## EFT

Feinstein, David, Donna Eden y Gary Craig: *Klopf die Sorgen Weg!,* Reinbeck, Rowohlt-Taschenbuch Verlag, Hamburgo, 2007.
Marx, Susanne: *Klopfen befreit,* VAK, Kirchzarten, 2006.
*www.emofree.com:* descarga gratuita del manual (en inglés) de Gary Craig
   y Adrienne Fowley, 1995.

## ESM

Lambrou, Peter T. y Pratt George: *Emotionale Befreiung,* Rowohlt-Taschenbuch, Reinbeck, Hamburgo, 2005.

## M.E.T.

Rainer, Franke e Schlieske Ingrid, *Klopfen Sie sich frei,* Bio-Ritter-Verlag,
   Tutzing Starnberger See, 2004.

Rainer, Franke y Franke, Regina: *Sorgenfrei in Minuten,* Integral, Munich, 2005.


## MFT

Klinghardt, Dietrich: *Mentalfeld-Therapie I (MFT I),* Karlsruhe/Baden, DVD box, 2004.


## NAEM

Gallo, Fred y Vicenzi, Harry: *Gelöst – entlastet – befreit,* VAK, Kirchzarten, 2000.


## TAT

*www.TATlife.com/e-book:* descarga gratuita de una breve guía (en inglés).
*www.TATlife.com/e-book:* Tapas Fleming, *TAT Professionals' Manual,* 2007.


## TFT

Callahan, Roger J. y Trubo, Richard: *Tapping the Healer Within,* Contemporary Books, 2001.
Callahan, Roger J.: *Leben ohne Phobie,* VAK, Kirchzarten, 2002.

# Sobre la autora

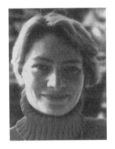

SUSANNE Marx es doctora en filosofía y formadora e instructora de EFT. Fundó y dirige el *Centro de Feng Shui y Terapias Energéticas* de Bonn, que ofrece la posibilidad de formarse en Feng-Shui, así como de realizar cursos, además de formación y sesiones individuales de EFT (acupresión) y otras técnicas de la psicología de orientación energética. Da conferencias con regularidad y es autora de libros de divulgación.

Es autora de los libros *Klopfen befreit, Neun Wege zur Freiheit* así como *BSFF kompakt*.